Christopher Bloss

Die besten Leibesübungen aller Zeiten

Christopher Bloss

Die besten Leibesübungen aller Zeiten

Vortrefflich erläutert
und anatomisch korrekt illustriert

Anaconda

Wichtiger Hinweis

Die im Buch veröffentlichten Ratschläge wurden von Verfasser und Verlag mit größter Sorgfalt erarbeitet und geprüft. Eine Garantie kann jedoch nicht übernommen werden. Ebenso ist eine Haftung des Verfassers bzw. des Verlages und seiner Beauftragten für Personen-, Sach- oder Vermögensschäden ausgeschlossen.

Bildnachweis
Umschlag- und Innen-illustrationen: Gisela Rüger, München

Die Deutsche Nationalbibliothek verzeichnet diese Publikation in der Deutschen Nationalbibliografie; detaillierte bibliografische Daten sind im Internet unter http://dnb.d-nb.de abrufbar.

Genehmigte Lizenzausgabe für die Anaconda Verlag GmbH
© 2009 Knaur Ratgeber Verlag.
Ein Unternehmen der Droemerschen Verlagsanstalt Th. Knaur Nachf. GmbH & Co. KG, München
© dieser Ausgabe 2011 Anaconda Verlag GmbH, Köln
Alle Rechte vorbehalten.
Umschlaggestaltung: Olaf Schumacher, unter Verwendung von Illustrationen aus dem Innenteil
Printed in Czech Republic 2011
ISBN 978-3-86647-659-2
www.anacondaverlag.de
info@anaconda-verlag.de

INHALT

SPEZIELLE ÜBUNGSZYKLEN 131

Werter Leser,

körperliche Ertüchtigung wurde in der Vergangenheit unter dem schier endlos dehnbaren Begriff »Leibesübungen« zusammengefasst: Im 18. Jahrhundert, zum Zeitpunkt ihrer Wiederentdeckung, verstand man darunter nicht nur weithin übliche Aktivitäten wie Voltigieren, Fechten, Tanzen und Reiten – also solche Tätigkeiten, die dem Ideal des »Galant Homme«, des Menschen von vornehmer Gesinnung, nacheiferten – nein, in überschwenglicher Katalogisierungsfreude wurden damals selbst Niesen, Gähnen und Getragenwerden in einer Sänfte zu den Leibesübungen gezählt.

Die Leibesübungen, die Sie nun in den Händen halten, sind jedoch durch den Filter des 21. Jahrhunderts gegangen. Wäre dem nicht so, müsste nämlich ein großer Teil dieses Buchs auch den Methoden und positiven Auswirkungen von Erschütterungen gewidmet sein. Ja, Sie haben richtig gelesen: Erschütterungen, hervorgerufen durch das Fahren auf dem Wagen oder zu Pferde, galten lange Zeit als Mittel der Wahl, um Krankheiten vorzubeugen und zu lindern.

Erschütterungen werden Ihnen auf den folgenden Seiten zwar erspart bleiben – es kann aber durchaus vorkommen, dass Sie die eine oder andere Übung erschütternd anstrengend finden. Aber gemach! Ein jeder wird Übungen zuhauf entdecken, die seiner Konstitution und Kondition angemessen sind. Der Leib vom Scheitel bis zur Sohle wird gekräftigt und gedehnt, Kraft und Flexibilität sind bald an Stellen, an denen vorher kaum Muskeln gewähnt wurden.

Der Kanon der Leibesübungen hat sich im Wandel der Zeiten bis heute natürlich stark verändert, die Klagen der Ärzteschaft über die Vernachlässigung der körperlichen Betätigung indes sind leider geblieben.

Die ungeheure Begeisterung der Leute von damals für bewegungsarme Brettspiele beäugten die Mediziner einst mit Argwohn. Und wie ist das heute? Kommen Ihnen da nicht sofort Parallelen in den Sinn? Mir schwant, dass trotz des Verstreichens von gut 200 Jahren nicht besonders viel dazugelernt wurde.

Die meisten Menschen, und leider ganz besonders die jungen, bewegen sich einfach viel zu wenig, sie sind ziemlich träge. Heutzutage werden diese Eigenheiten unter modernen Begriffen wie »motorische Auffälligkeiten« und »defizitäre motorische Fitness« eingeordnet.

Auch in anderer Hinsicht konnten die Gelehrten die Herausforderungen des modernen Menschen vorausahnen: »Ich rechne ungefähr, daß jedermann, wenn er auch noch so beschäftigt ist, täglich ein paar Stunden auf seine Gesundheit wenden kann. Diese Freystunden müssen der Leibesübung gewidmet seyn«, forderte der besorgte Mediziner Johann August Unzer 1769.

Täglich ein paar Stunden der körperlichen Übung zu widmen ist natürlich ein zu hehrer Anspruch. Einige Minuten der Leibesübung, so können wir aus heutiger Warte resümieren, sollten mithin auch schon genügen, um auf die Gesundheit von Körper und Geist wohltuend einzuwirken.

Nicht vergessen werden sollte jedoch auch, dass das rechte Maß zwischen Müßiggang und Aktionismus sehr wichtig ist. Dieses zu finden, stellt für viele eine große Herausforderung dar. Die Feststellung von Johann Samuel Carl ist zwar schon fast 300 Jahre alt, aber immer noch brandaktuell: »Das sicherste Mittel und die beste Weise der Bewegung ist, dass sie *moderat* geschieht / und beständig unterhalten wird.«

Dem ist nichts hinzuzufügen.

Ihr Christopher Bloss

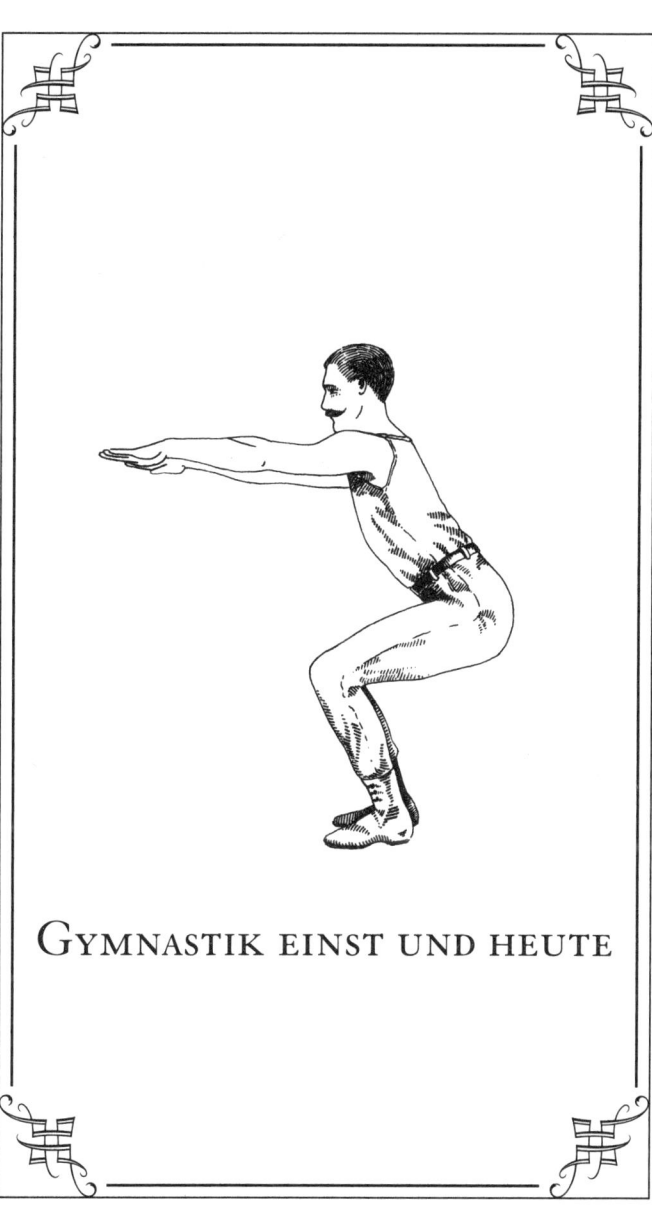

Gymnastik einst und heute

KLEINE HISTORIE DER LEIBESÜBUNGEN

Die Vorläufer der europäischen Leibesübungen und Gymnastikformen gehen auf das antike Griechenland vor zirka 2500 Jahren zurück. Die Geschichte der Leibesübungen auf anderen Kontinenten beginnt sogar noch früher, Kung-Fu und Yoga beispielsweise sind fast 5000 bzw. 3000 Jahre alt.

Im alten Griechenland hatten Leibesübungen – damals Gymnastik genannt – einen hohen Stellenwert. Mit ihrer Hilfe sollte die »Kalokagathia«, die körperliche, moralische und geistige Vollkommenheit, erreicht werden. Die alten Griechen schätzten das allgemeinbildende Potenzial der Gymnastik ungleich höher ein, als dies heutzutage der Fall ist, wo Körperübungen häufig einseitig, z. B. unter figurformenden Aspekten, gesehen werden. Bei der Entwicklung von Kindern sei das Hauptaugenmerk auf die leibliche und nicht auf die geistige Entwicklung zu richten, forderte sogar einst der große Philosoph Platon.

KÖRPERLICHE ERTÜCHTIGUNG AUF DEM VORMARSCH

Im deutschsprachigen Raum erfuhren Leibesübungen ab dem 18. Jahrhundert einen großen Aufschwung. Vor allem besorgte Mediziner wie der Schweizer Simon Auguste Tissot (1728–1797) und Christoph Wilhelm Hufeland (1762–1836), der Arzt von Goethe und Schiller, forderten die Wiederaufnahme der Leibesübungen, um die Gesundheit der nachfolgenden Generationen zu stärken. Sie zeigten sich bestürzt angesichts des körperlichen Zustands ihrer Zeitgenossen und kritisierten die bewegungsarme Gestaltung der Freizeit, die sie vor allem bei jungen Leuten und den Damen wahrzunehmen glaubten. Eine überaus beliebte Beschäftigung waren damals nämlich Brettspiele aller Art, die sich natürlich nicht durch hohe körperliche Aktivität auszeichnen.

Im Überschwang wurden die körperlichen Übungen allerdings manchmal etwas verklärt: Die Philanthropen (Menschenfreunde), ein loser Kreis von aufklärerischen Pädagogen, nannten die Leibesübungen abermals Gymnastik – vor allem aufgrund der großen Begeisterung für die Antike. Die Gymnastik bekam nun einen zentralen Platz in der Erziehungslehre und sollte für hehre Ziele, nämlich die »Perfektion des Menschen« herhalten. Die Philanthropen entwickelten Übungen und eine Reihe von Geräten für die Zöglinge in ihren Schulen.

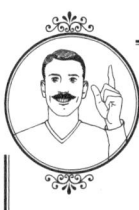

DER ERSTE BUCHERFOLG
Der bekannteste Philanthrop Johann Christoph Friedrich GutsMuths (1759–1839) erstellte 1793 die erste große Sammlung von Leibesübungen. Darin orientierte er sich unter anderem an alten persischen Übungen.

DER KULT UM TURNVATER JAHN

Seinen Namen kennt ein jeder: Turnvater Jahn. Friedrich Ludwig Jahn (1778–1852) eröffnete 1811 auf der Hasenheide in Berlin den ersten Turnplatz. Die von ihm begründete Tradition war jedoch eher politisch als sportlich. Er rief damit eine progressive nationale und patriotische Bewegung ins Leben, die zum Ziel hatte, sich der französischen Fremdherrschaft und der Herrschaft deutscher Fürsten zu entledigen sowie die Bevormundung durch den Adel abzuschaffen.

So verwundert es nicht, dass Jahn den nichtdeutschen Begriff »Gymnastik« ablehnte und stattdessen »Turnen« verwendete. Die Körperübungen selbst sollten der Abhärtung der vermeintlich schwächelnden Jugend dienen.

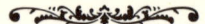

Zunächst wurde die Bewegung nur von Einzelnen getragen – hauptsächlich von Schülern und Studenten –, sie fand aber zunehmend mehr Anhänger, bis sie sich schließlich zu einer Massenbewegung entwickelte.

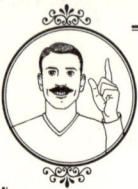

VORREITER MODERNER TURNKÜNSTE
Jahns Bücher erlangten Kultstatus; seine Beschreibungen des Turnens beschränken sich nicht nur auf Ziele und Inhalte, sondern es geht auch um Kleiderordnungen und Verhaltensregeln. Etliche Prinzipien des heutigen Kunstturnens, der Wettkampfform des Turnens, stützen sich auf den berühmten Turnvater Jahn.

Aus Angst vor einem revolutionären Umsturz, wie in Amerika oder Frankreich geschehen, wurde 1820 eine Turnsperre erlassen, die über zwanzig Jahre anhalten sollte. Jahn wurde verhaftet und musste für einige Zeit ins Gefängnis. Das Turnen aber blieb weiterhin populär, musste nun jedoch wieder unter dem (alten) Decknamen Gymnastik praktiziert werden.

DER SIEGESZUG DES TURNENS

Die Herrschenden waren ohnehin von der Möglichkeit, die Jugendlichen durch Turnen gesund und wehrfähig zu machen, so fasziniert, dass sie kein echtes Interesse daran hatten, diese Bewegungsform zu verbieten. Pläne, Turnen als Schulfach einzuführen, bestanden schon länger, so dass die Aufhebung der Turnsperre durch den Schulturn-Erlass von 1842 keine große Überraschung mehr darstellte. Das Turnen in der Schule un-

terschied sich freilich stark vom Turnen Jahns: Es war reglementiert und systematisch, und es sollte in erster Linie Krankheiten verhüten.

Der vorbeugende und gesundheitliche Nutzen von Leibesübungen rückte in den Folgejahren immer stärker in den Vordergrund. Und dies ist – zu Recht! – bis heute so.

Wohlbefinden für Körper und Seele

»Manche Melancholey und Schwermuth wird dadurch vertrieben, das träge Gemüth ermuntert, der Glieder Kräffte befestiget, und sind also eine Veränderung mit der Kopfarbeit, daß der Liebhaber darnach mit Lust wieder an seine ordentliche Arbeit gehen kann. Ja sie erhalten des Leibes vigeur, sind der Natur und dem Magen eine Medicin, denn sie bringen Appetit zum Essen ...«

So beschrieb der Arzt Henrici Caspar Abel im Jahr 1729 die Wirkungen von Leibesübungen, schon lange bevor wissenschaftliche Untersuchungen dies belegen konnten. Jedoch stimmen seine Aussagen von damals genau mit dem überein, was die moderne Sportwissenschaft und die Medizin mittlerweile herausfanden: Leibesübungen bewirken Positives für Körper und Geist! Sie haben beispielsweise eine antidepressive Wirkung, stabilisieren die Gelenke, führen zu Entspannung, bringen die Bewegungen zum Fließen und erhöhen den Leistungsumsatz, was wiederum den Appetit steigert.

Obendrein verbessern Leibesübungen die Funktionen des Herz-Kreislauf-Systems und sorgen nicht zuletzt für eine angenehme und ansehnliche Erscheinung.

Braucht es noch mehr? Wohl kaum! Nun denn, werter Leser, wollen wir uns dem korrekten Üben zuwenden!

Einige Worte zu den Übungen

»Die besten Leibesübungen aller Zeiten« haben eine Auswahl der vortrefflichsten Kräftigungs-, Koordinations- und Dehnübungen mit dem eigenen Körpergewicht, fast völlig ohne Zusatzgeräte, zum Inhalt. Alle großen Muskelgruppen des Körpers können gekräftigt und gedehnt werden. Viele der Übungen werden schon seit Hunderten von Jahren praktiziert. Die Art und Weise der Ausübung hat sich aber infolge der Erkenntnisse der modernen Wissenschaft verändert. Dem ist selbstverständlich Rechnung getragen worden.

Dynamisch oder statisch?

Im Übungskapitel wird Ihnen bei jeder Übung angezeigt, ob sie eher dynamisch oder eher statisch ist.

Dynamische Übungen entsprechen der natürlichen Arbeitsweise der Muskulatur: die Muskeln ziehen sich zusammen und werden wieder gelöst. Sie sind von einer deutlich sichtbaren Bewegung geprägt.

Bei statischen Übungen liegt der Fall anders. Hier sind die Muskeln angespannt, ohne dass von außen eine Bewegung zu erkennen ist. Beide Übungsweisen haben Vor- und Nachteile, dynamische eignen sich eher für die Muskulatur der Gliedmaßen, statische eher für die Rumpfmuskulatur.

Flüssige Ausführung – und Spannung halten

Bei der dynamischen (bewegten) Ausführung sollte die Bewegungsumkehr möglichst flüssig, ganz ohne Rucken, geschehen. Aus dieser Forderung resultiert, dass Sie bei dynamischer Ausführung während des Übens niemals vollständig in die Ausgangsposition zurückkehren, sondern stets eine minimale Muskelspannung beibehalten.

Zusätzlich die Ausdauer verbessern

Bevor Sie selbst anhand dieses Buchs zu üben beginnen, sollten Sie wissen, dass Sie sich vor allzu großer Euphorie hüten müssen! Die Leibesübungen, so wie sie hier vorgestellt werden, sind vornehmlich auf die Bereiche Kraft, Koordination und Beweglichkeit beschränkt. Diese haben eine große Bedeutung sowohl für Alltags- als auch für sportliche Bewegungen. Sie machen zusammen immerhin sechzig Prozent dessen aus, was gemeinhin für eine gute körperliche Verfassung notwendig ist.

Der aus gesundheitlicher Sicht so wichtige Bereich der Ausdauer wird mit den »besten Leibesübungen aller Zeiten« jedoch nicht angesprochen. Das beständige Üben der Ausdauer ist jedoch aus einer umfassenden Körperertüchtigung nicht mehr wegzudenken. Idealerweise schulen Sie diese bereits – beispielsweise durch Laufen (an der frischen Luft), Schwimmen oder Fahrradfahren –, oder Sie beginnen ab sofort damit. Nur dann haben Sie die Garantie, dass Sie durch die vorliegenden Klassiker zu umfassender Gesundheit gelangen.

Garantie für gutes Gelingen

Sicher haben Sie, werter Leser, zu Hause keinen Lehrer, der Sie stetig korrigiert. Deshalb sollten Sie Ihr eigener Kontrolleur sein und von Zeit zu Zeit selbst überprüfen, ob Bewegungsvorstellung und Bewegungsausführung noch miteinander im Einklang stehen. Bei beiden kann nämlich die Ursache für eine fehlerhafte Bewegung liegen.

Es mag sein, dass Sie sich ein Bild von der Bewegung gemacht haben, welches nicht mit dem optimalen Bewegungsbild übereinstimmt. Oder Sie haben ein exaktes und korrektes Bewegungsbild, aber Sie setzen die Bewegung mangelhaft um.

Überprüfen Sie daher auf jeden Fall Ihre Bewegungsvorstellung: Können Sie die Bewegung mit eigenen Worten beschreiben? Falls ja, sollte Ihnen die tatsächliche Bewegung leichterfallen. Studieren Sie die Übungen auch hin und wieder vor einem Spiegel ein oder bitten Sie jemanden, sich Ihre Bewegung und die dazugehörige Beschreibung anzusehen und auf etwaige Ungereimtheiten hin zu überprüfen.

STETER BLICK AUF DIE HALTUNG

Alle Leibesübungen sollten Sie in einer der folgenden Grundhaltungen durchführen, sofern nicht anders angegeben. Nur dadurch ist gewährleistet, dass die Übungen ihre volle Wirkung entfalten und keine unerwünschten Nebeneffekte wie Verspannungen oder Zerrungen mit sich bringen.

LANGER NACKEN

Um ein Gefühl für den langen Nacken zu bekommen, erproben Sie am besten die folgende Wahrnehmungsübung. Bei akuten Halswirbelsäulenproblemen ist es jedoch unbedingt ratsam, darauf zu verzichten!

Durchführung

Begeben Sie sich in Bauchlage und heben Sie langsam den Kopf nach oben, so, als wollten Sie an die Decke blicken. Versuchen Sie, sich ganz und gar auf Ihren Nacken zu konzentrieren. Wie fühlt sich diese Position an? Haben Sie bei dieser Kopf-Hals-Haltung wirklich ein Gefühl der Muskelentspannung und Lockerheit?

Begeben Sie sich nun in die Rückenlage und bewegen Sie den Kopf so, als wollten Sie mit Ihren Augen einen Punkt unterhalb Ihres Kinns erkennen. Wie fühlt sich Ihr Nacken in dieser Position an? Entspannt, locker, und lang? Wohl eher nicht.

Mit beiden Haltungen haben Sie nämlich Extrempositionen der Halswirbelsäule eingenommen, die diese ziemlich stark unter Stress setzen. Die eben von Ihnen getesteten Positionen stellen in Verbindung mit den folgenden herausfordernden Klassikern eine erhöhte Belastung der Halswirbelsäule dar, was schließlich zu Schädigungen in diesem Bereich führen kann. Aus genanntem Grund sollten Sie diese Haltungen also unbedingt vermeiden!

So ist es richtig

Versuchen Sie, eine Stellung der Halswirbelsäule zu finden, die diese in ihrer natürlichen Ausrichtung, also alle Wirbelkörper in einer Linie, hält. Probieren Sie gleich aus, diese Position sowohl in Bauchlage als auch in Rückenlage zu finden.
Die Haltung sollte sich angenehm, locker und entspannt anfühlen, und Sie sollten dabei den Eindruck haben, Ihr Nacken werde leicht in die Länge gezogen.

STARKE KÖRPERMITTE

Die folgende Empfehlung ist der Pilates-Gymnastik entlehnt und kann auch losgelöst von den Leibesübungen immer wieder zwischendurch im Alltag eingeübt werden. Sie schenkt Ihnen eine stabile Körpermitte, verbessert Ihre Haltung und schützt Ihre Wirbelsäule.

Durchführung

Legen Sie sich auf den Rücken und ziehen Sie Ihren Bauchnabel nach innen, in Richtung Wirbelsäule. Damit aktivieren Sie eine tiefliegende Bauchmuskelschicht, die für eine Zentrierung sorgt. Um die Beckenbodenmuskulatur zu aktivieren, stellen Sie sich noch einen Aufzug vor, der, von Ihrem Beckenboden ausgehend, nach oben in Richtung Kopf fährt.

VIERFÜSSLERSTAND

Diese Grundhaltung ist Voraussetzung für eine Reihe von Übungen, welche die Bauch- und Rückenmuskulatur stärken.

Durchführung

Sie stützen sich auf Händen und Knien auf. Um die Gelenkbelastung im Vierfüßlerstand gering zu halten, ist es wichtig, dass Sie Arme und Oberschenkel senkrecht unter den Rumpf bringen, so dass ungefähr ein rechter Winkel zwischen Rumpf und Gliedmaßen entsteht. Wenn sich die Haltung für Sie locker und entspannt anfühlt, dann machen Sie alles richtig.

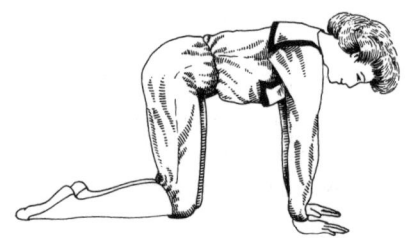

DAS RECHTE ATMEN NICHT VERGESSEN!

Sie sollten Ihr Augenmerk obendrein darauf legen, richtig zu atmen. Die Kopplung der Atmung an die Bewegung ist nämlich ein elementarer Bestandteil der »besten Leibesübungen aller Zeiten«. Bei dynamischen Übungen gilt generell: Beim anstrengenden (den Widerstand überwindenden) Teil der Bewegung atmen Sie aus, beim weniger anstrengenden (dem Widerstand nachgebenden) Teil atmen Sie ein. Merken können Sie sich das wunderbar mit der folgenden einfachen Eselsbrücke: Bei *A*nstrengung *a*usatmen!

Das Bewegungstempo sollte grundsätzlich mit dem Atemrhythmus übereinstimmen. Dies bedeutet, dass die Phase der Widerstandsüberwindung etwa genauso lange dauert wie Ihre Ausatmung und die Phase des Widerstandnachgebens etwa so lange anhält wie Ihre Einatmung.

Atmung als Kontrollinstanz

Bei statischen (unbewegten) Übungen besteht aufgrund der nicht nachlassenden Muskelspannung verstärkt die Gefahr, den Atem anzuhalten. Dies heißt es tunlichst vermeiden, denn: Statische Muskelspannung und angehaltener Atem ergeben ein verhängnisvolles Duo, das den Blutdruck geschwind recht stark in die Höhe treiben kann.

Statische Übungen haben grundsätzlich zwar den Nachteil des Blutdruckanstiegs, führen aber schneller als dynamische zu einer Muskelstraffung und -kräftigung. Ein probater Mittelweg ist daher, die Anspannung lediglich etwa zwei bis vier Atemzüge lang zu halten und danach in die Ausgangsposition zurückzukehren.

Die passenden Übungen finden

»Jedermann wird sich wissen eine Übung zu erwählen, welche für ihn weder zu stark noch zu schwach ist«, wusste der Arzt Johann Gottlob Krüger bereits 1751.

Genau darauf kommt es auch heute noch an, damit die Leibesübungen die Gesundheit fördern. Sicherlich werden Sie schon nach kurzer Zeit Ihre persönlichen Lieblingsübungen gefunden haben, aber es gibt vermutlich auch solche, welche Ihnen schwerfallen oder nicht behagen. Vielleicht werden Sie sich fragen, warum das so ist?

Nun, dem aufmerksam Gymnastiktreibenden wird auffallen, dass er manche Übungen umgeht, weil die Bewegungen ungewohnt sind oder seine Muskulatur dafür noch nicht ausreichend aufgebaut ist. Jedoch sollte der geneigte Sportsfreund vor allem diese unliebsamen Übungen in sein Programm mit aufnehmen. Seine Ablehnung ist wahrscheinlich ein Hinweis auf bestimmte Schwachstellen, die es zu stärken gilt – getreu dem Motto: Die Schwächen besonders stärken und die Stärken weiter leicht ausbauen (das sogenannte Stärke-Schwäche-Prinzip).

Möglichst viele Muskeln schulen

Viele Muskeln funktionieren nach dem Spieler-Gegenspieler-Prinzip: An einer Gelenkbewegung ist beispielsweise nie nur ein singulärer Muskel beteiligt, sondern es gibt einen Muskel, der für die Streckung zuständig ist, während ein anderer die Beugung ausführt. Wird nur einer der Muskeln gekräftigt und der andere vernachlässigt, können sich üble Gelenkinstabilitäten entwickeln. Oftmals sind an einer Bewegung natürlich nicht nur zwei Muskeln, sondern jeweils ganze Muskelgruppen beteiligt.

Der aufmerksame Leser wird somit richtig folgern: Nach einer Übung sollte jeweils immer auch die Gegenspieler-Muskelgruppe gekräftigt werden. In der Praxis ist dieses Prinzip allerdings nicht leicht umzusetzen. Achten Sie bitte deshalb sehr gewissenhaft darauf, für möglichst viele Muskelpartien Übungen durchzuführen.

Im Übungsteil ab Seite 29 dieses Buchs können Sie sich anhand der Rubrik »Gesundheit« darüber informieren, für welche Muskelpartien die jeweilige Übung geeignet ist. Bei den speziellen Übungszyklen ab Seite 135 ist das Spieler-Gegenspieler-Prinzip natürlich zu Ihrer Konvenienz weitgehend realisiert.

Aufschluss darüber, wie Sie außerdem noch Ihre Haltung, Ihre Figur und Ihr allgemeines Aussehen verbessern können, gibt Ihnen die Rubrik »Schönheit«.

DEN RUMPF BETONEN

Obendrein gilt: Auf jede Übung der Gliedmaßen (z. B. Liege- stütze) sollten mindestens zwei Übungen für die Rumpfmus- kulatur folgen. Ansonsten besteht die Gefahr, dass die großen Bewegungsmuskeln an Armen und Beinen eine Kraftfähigkeit vorgaukeln, die Rücken und Bauch in Wirklichkeit gar nicht besitzen. Überlastungsschäden an Wirbelsäule und Schulter- gürtel, die sich durch Schmerzen bemerkbar machen, können die Folge sein.

HINWEISE ZU ÜBUNGSDAUER
UND -HÄUFIGKEIT

»Zuletzt muß die Stärke und Dauer der Bewegung immer mit den Umständen der Person, die sich beweget, mit ihrem Alter, Constitution, Temperament, Lebensart, Geschlecht, Gewohn- heit usw. in gehörigen Verhältniß stehen ... «

Diese heute noch aktuellen Worte von Johann Christian Reil aus dem Jahr 1791 zeigen, wie schwierig es ist, genau festzule- gen, mit welcher Intensität man üben soll, welcher Grad von Anstrengung guttut und wie viele Wiederholungen angebracht sind. Dies ist ein umfassendes Thema, zu dem es heute in Fach- kreisen viele unterschiedliche Auffassungen gibt.

Da bei den Klassikern in diesem Buch im Allgemeinen die gesundheitssportliche Orientierung im Vordergrund steht, er- geben sich die folgenden Empfehlungen.

WIE VIELE WIEDERHOLUNGEN?

Zu fast jeder Übung gibt es eine leichtere und eine schwierigere Variante. Wählen Sie zunächst diejenige, die Sie in einem gemächlichen, kontrollierten Tempo mindestens etwa 15-mal hintereinander absolvieren können. Zirka 15 Wiederholungen sind also die Untergrenze. Es mag aber auch vorkommen, dass Sie selbst bei der leichtesten Variante nur zu 13 oder 14 Wiederholungen imstande sind. Das ist natürlich in Ordnung.

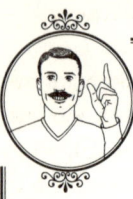

BITTE MIT AUGENMASS!

Mit zwei bis drei Übungseinheiten in der Woche sind Sie auf der richtigen Spur. Ein kleiner Muskelkater mag Sie bei den ersten Malen begleiten und ein wenig verdrießlich stimmen. Danach wird er jedoch wieder seiner Wege gehen.

Die Obergrenze finden Sie, indem Sie so viele Wiederholungen wie möglich durchführen, aber zwei bis vier Wiederholungen vor dem Erreichen der letztmöglichen aufhören. Die genaue Berechnung hierfür lautet: maximale Wiederholungszahl minus 20 Prozent.

Zum besseren Verständnis ein Beispiel: Angenommen, Sie führen die Übung Rumpfheben (Tisch) (siehe Seite 100) durch. Nach etwa 22 Wiederholungen merken Sie, dass Sie ermattet sind und es vielleicht noch vier oder fünf Mal schaffen würden. Machen Sie jetzt noch zwei Wiederholungen und hören Sie dann auf. Dadurch, dass Sie die Übung etwas früher beenden, ist gewährleistet, dass Sie sich nicht überfordern. Aber keine Sorge, Ihr Muskelzuwachs ist auf diese Weise fast genauso

hoch wie bei einem Durchgang, der bis zur letzten Wiederholung ausgeführt wird – die Überlastungsgefahr jedoch ist wesentlich geringer.

Das Auf- und Abwärmen

»Genug kann es seyn sich also bewegen und üben dass mann völlig erwärmet … der Schweiß hie und dort ausbreche …« – so Joannes Friedericus Josephus Hack anno 1703.
Im 18. Jahrhundert ließ man es mit den Leibesübungen oft bewenden, sobald man ins Schwitzen kam. Zu groß war die Sorge vor den Nachwirkungen der vermeintlichen Überforderung. Wer wagte schon weiterzuüben, wenn Ärzte vor Blutstauungen, Schwindsucht und Lungenabszessen warnten!
Mittlerweile ist der physiologische Wissensstand aber viel weiter fortgeschritten, so dass Sie Ihre Leibesübungen noch lange nicht beenden müssen, sobald Sie erwärmt und ins Schwitzen geraten sind. Erst zu diesem Zeitpunkt nämlich sollten Sie mit den eigentlichen Übungen anfangen.

Den Kreislauf anregen

Für eine zweckmäßige Erwärmung ist entscheidend, dass Sie möglichst viele Muskeln Ihres Leibes gleichzeitig bewegen, denn nur dann wird der Kreislauf aktiviert und die allgemeine Durchblutung verstärkt. Zudem sollten Sie beim Aufwärmen die großen Gelenke (also Schulter, Ellbogen, Hüfte, Knie und Sprunggelenk) möglichst über den gesamten Bewegungsradius mobilisieren, um die Bildung von Gelenkschmiere anzuregen. Häufig werden zum Warmwerden nur reine Laufübungen durchgeführt, welche die Schultergelenke nicht genügend einbeziehen. Gut geeignete Sportgeräte für zu Hause, mit denen man den ganzen Leib erwärmen kann, stehen vermutlich nur wenigen zur Verfügung. Daher müssen Sie andere Möglichkeiten finden, um sich auf die Übungen vorzubereiten.

So können Sie sich aufwärmen

Als Mittel der Wahl kommen für das Üben in den eigenen Räumlichkeiten vor allem das Laufen auf der Stelle, leichte Sprünge, der Hampelmann, der Hopserlauf und vieles mehr in Frage. Gut geeignet ist selbstverständlich auch ein rasches Ausschreiten an der frischen Luft, bei dem Sie ganz bewusst mit den Armen vor- und zurückschwingen sollten.

Durch weitere separate Schwingübungen erreichen Sie eine ausreichende Erwärmung für den Schultergürtel. Schwingen Sie beispielsweise im aufrechten Stand mit leicht gebeugten Knien die Arme für einige Minuten vor und zurück, mal gleichzeitig, mal versetzt, oder auch vor und hinter dem Körper – hier zeigen nur Ihre Anatomie und Ihre Phantasie die Grenzen auf!

Mit der leichteren Variante anfangen

Neben diesen allgemeinen Erwärmungsformen gibt es außerdem diese spezifische Erwärmung für die »besten Leibesübungen aller Zeiten«: Lassen Sie der Zielübung eine leichtere Variante vorausgehen. Nachdem Sie die Variante absolviert haben, sind Ihre Gelenke und Muskeln optimal vorbereitet, um mit der eigentlichen Übung zu beginnen. Zudem erhöhen Sie die Wirkung der Hauptübung, wenn Sie ihr eine leichtere Variante vorangehen lassen.

In einigen Fällen ist die Kombination »leichtere Variante plus Zielübung« jedoch nicht möglich, entweder weil keine einfache Variante existiert oder weil sie bereits die Zielübung darstellt. Hier genügt das normale Aufwärmen vorab, die spezifische

Erwärmung ist nicht notwendig, und Sie können ohne Umschweife die Zielübung durchführen.

DAS KORREKTE ABWÄRMEN

Die schlechte Botschaft vorweg: Muskelkater, den Sie mit Sicherheit bekommen werden, wenn Sie die Leibesübungen neu praktizieren oder längere Zeit pausiert haben, lässt sich durch Abwärmen nicht vermeiden. Die gute Botschaft: Sie können seine Intensität durch Abwärmübungen verringern. Hierfür kommen prinzipiell all die Übungen in Frage, die Sie zum Aufwärmen durchgeführt haben. Nur aktivieren Sie Ihren Organismus jetzt nicht, sondern Ihr Kreislauf soll sich allmählich beruhigen, der Herzschlag sich normalisieren und die Atmung wieder auf eine durchschnittliche Frequenz kommen.

ABSCHLIESSEND DEHNÜBUNGEN

Auch wenn es im Hinblick auf die Wirkungen von Dehnübungen in der Fachwelt noch einige Unklarheiten gibt, steht eines fest: Dehnübungen erhalten und verbessern die Beweglichkeit und gehören zu einem umfassenden Übungsprogramm dazu. Unmittelbar im Anschluss an Kräftigungsübungen zu dehnen ist zwar aus Gründen der verzögerten Muskelerholung nicht optimal, aber dennoch empfehlenswert.

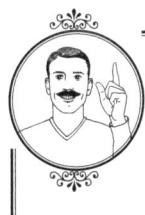

DEHNEN BITTE NICHT VERNACHLÄSSIGEN!
Die Dehnübungen in diesem Buch decken alle wichtigen Körperbereiche ab. Sie ziehen besonders solche Muskeln in die Länge, die im Alltag häufig in einer verkürzten Stellung verharren müssen.

Probe: Auf welcher Stufe stehen Sie?

Anhand der folgenden Probeübungen finden Sie rasch heraus, an welcher der drei Schwierigkeitsstufen (1 = Einsteiger, 2 = Fortgeschrittene, 3 = Könner) Sie sich hauptsächlich orientieren können. Doch Vorsicht! Auch wenn Sie durch die Probe quasi die Erlaubnis haben, sich an diffizile Übungen zu wagen, gilt weiterhin, dass Sie stets die Mindestwiederholungszahl von 12 bis 15 erreichen sollten. Wenn Sie eine schwere Übung nur siebenmal wiederholen können, ist zwar der Kräftigungsreiz für die Muskulatur hoch, die Gefahr der Überlastung der passiven Strukturen allerdings auch.

Durchführung
Wärmen Sie sich vorher gründlich durch Ganzkörperbewegungen auf. Beachten Sie, dass Sie dabei alle großen Gelenke ausreichend bewegen (siehe auch Seite 23). Nehmen Sie jede der folgenden Positionen so korrekt wie möglich ein und verharren Sie darin so lange wie möglich. Sobald Sie die Übung nicht mehr ganz genau halten können, ist sie vorbei.

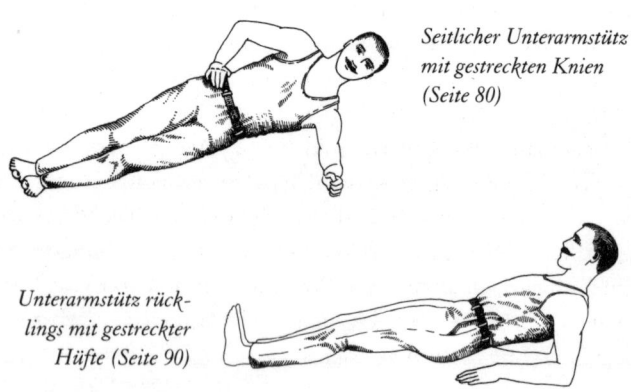

Seitlicher Unterarmstütz mit gestreckten Knien (Seite 80)

Unterarmstütz rücklings mit gestreckter Hüfte (Seite 90)

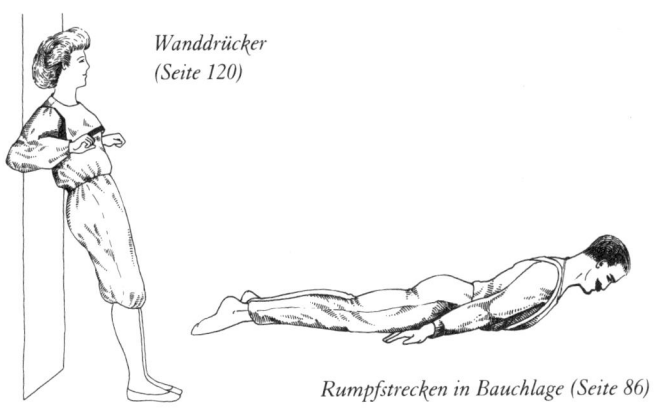

Wanddrücker
(Seite 120)

Rumpfstrecken in Bauchlage (Seite 86)

AUSWERTUNG

Können Sie die jeweilige Übungsposition eine bis zehn Sekunden lang einnehmen, sollten Sie sich vornehmlich an Übungen der Schwierigkeitsstufe 1 (Einsteiger) halten.

Vermögen Sie 15 bis 25 Sekunden in der Position zu verweilen, orientieren Sie sich am besten an der Schwierigkeitsstufe 2 (Fortgeschrittene).

Sind Sie in der Lage, die Übungen mehr als 35 Sekunden durchzuhalten, gibt es für Sie keine Einschränkung, außer dass Sie mindestens 12 bis 15 Wiederholungen schaffen müssen. Sie befinden sich dann auf Stufe 3 (Könner).

Zwischen 10 und 15 sowie zwischen 25 und 35 Sekunden ist jeweils ein Übergangsbereich. Sollten Sie beispielsweise bei nur einer Übung zwischen 10 und 15 und sonst stets über 15 Sekunden gelegen haben, so wäre die Orientierung an Übungen der Stufe 2 sicherlich anzuraten. Wenn Sie bei drei von vier Testübungen mehr als 35 Sekunden schaffen, bei einer aber im Übergangsbereich sind, befinden Sie sich auf Stufe 3.

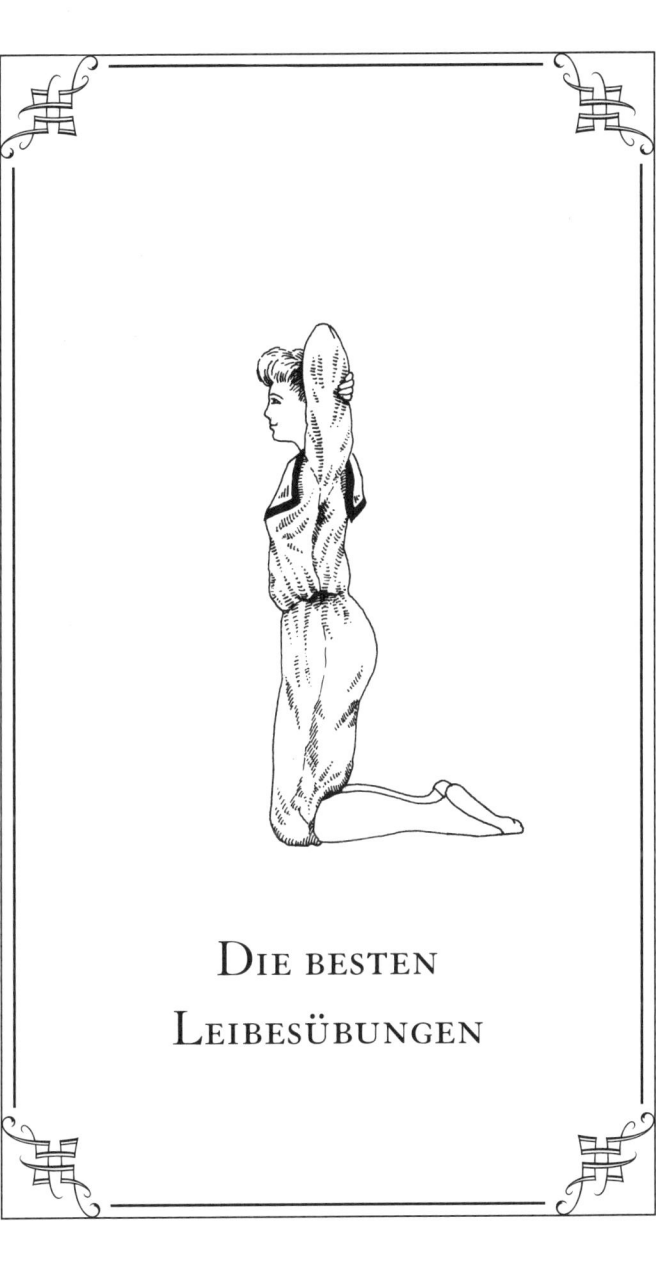

Die besten
Leibesübungen

Kniebeuge

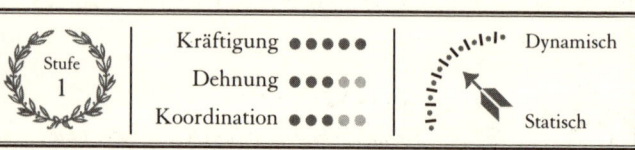

Kräftigung ●●●●○
Dehnung ●●●○○
Koordination ●●●○○

Stufe 1

Dynamisch
Statisch

Kniebeugen machen zu Unrecht einen leicht angestaubten Eindruck und erinnern an die 1960er Jahre, was wohl daher kommen mag, dass sie seinerzeit als ärztliche Testübung gefürchtet waren. Heute findet die von Arnold Schwarzenegger zur »Königin aller Übungen« geadelte Kniebeuge im Breiten-, Leistungs- und Rehabilitationssport vielfach Anwendung.

GESUNDHEIT
› stabilisiert Knie und Hüfte
› aktiviert den Kreislauf

SCHÖNHEIT
› strafft das Gesäß
› formt die Oberschenkel

AUSGANGSPOSITION
Sie stehen aufrecht, die Beine sind hüft- bis schulterbreit auseinander, die Füße zeigen leicht nach außen; Sie strecken die Arme nach vorn in Vorhalte.

DURCHFÜHRUNG
Beugen Sie mit dem Einatmen die Beine langsam und kontrolliert, bis die Oberschenkel waagrecht sind und mit den Unterschenkeln einen 90-Grad-Winkel bilden. Am tiefsten Punkt kehren Sie ohne Ruck um, strecken die Beine wieder und atmen

dabei aus. Wiederholen Sie alles mindestens 15-mal. Nach einer ein- bis zweiminütigen Pause folgt ein zweiter Durchgang.

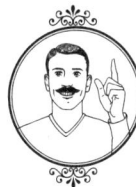

WERTVOLLES WISSEN!
Halten Sie den Rücken möglichst gerade, und machen Sie keinen Rundrücken. Zunächst können Sie sich zur Unterstützung mit den Armen z. B. an einem Türrahmen festhalten.

VARIANTE
Leichter: Beugen Sie die Knie nur um ein Viertel, bis etwa 120 Grad. Diese Beuge kann in höherem Tempo wippend durchgeführt werden und kräftigt insbesondere die Oberschenkelvorderseite; sie eignet sich hervorragend zur speziellen Erwärmung der Hüft- und Kniegelenke.

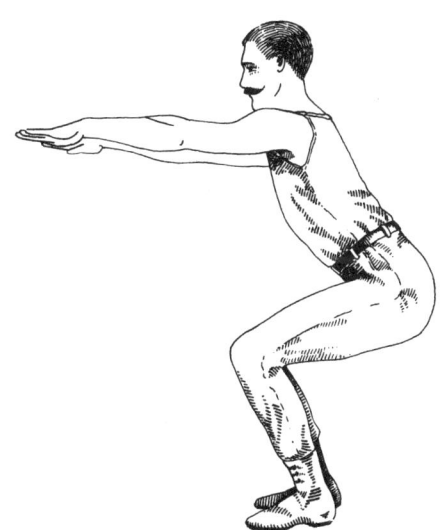

Einbeinige Kniebeuge

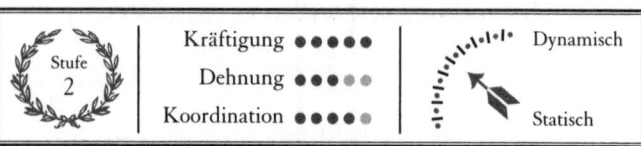

Stufe 2	Kräftigung ●●●●●	Dynamisch
	Dehnung ●●●○○	
	Koordination ●●●●○	Statisch

Wenn Sie die Kniebeuge einbeinig auf beiden Seiten durchführen, haben Sie die Gewähr, dass Ihre Hüft- und Oberschenkelmuskeln etwa gleich stark sind.

Gesundheit
› stabilisiert die Sprung-, Knie- und Hüftgelenke
› übt die streckende Muskulatur von Ferse bis Rücken

Schönheit
› formt Ober- und Unterschenkel
› kräftigt intensiv das Gesäß

Ausgangsposition
Halten Sie sich im aufrechten Stand an einer Stuhllehne oder an einer anderen Möglichkeit fest, die sich etwa in Hüfthöhe befindet. Lösen Sie ein Bein vom Boden, und beugen Sie es nach hinten an; das Standbein ist im Knie leicht gebeugt.

Durchführung
Beugen Sie mit der Einatmung Ihr Standbein noch mehr, gehen Sie so weit wie möglich ins Knie, jedoch höchstens bis zu einem Winkel zwischen Ober- und Unterschenkel von zirka 120 Grad. Strecken Sie dann ohne Pause das Bein, und gehen Sie zurück in die Ausgangsposition; dabei atmen Sie aus. Wiederholen Sie die Übung auf dieser Seite mindestens 15-mal und

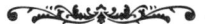

wechseln Sie dann zur anderen Seite. Schaffen Sie die 15 Wiederholungen nicht, üben Sie erst einige Zeit die zweibeinige Kniebeuge (siehe Seite 30).

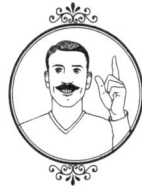

WERTVOLLES WISSEN!

Halten Sie während der Bewegung unbedingt Ihren Rücken gerade in leichter Vorneigung und verdrehen Sie Ihren Körper nicht. Verteilen Sie Ihr Körpergewicht auf der ganzen Fußsohle.

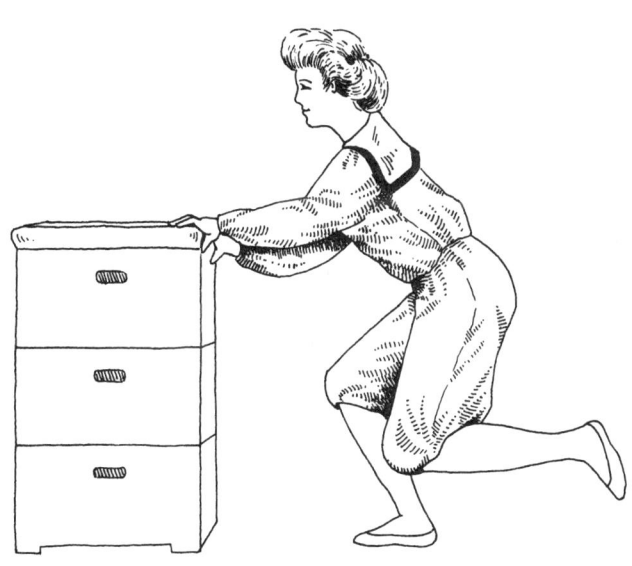

Tiefkniebeuge

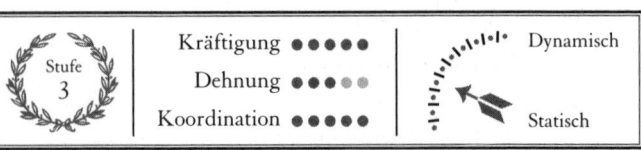

Stufe 3	Kräftigung ● ● ● ● ○		Dynamisch
	Dehnung ● ● ● ○ ○		
	Koordination ● ● ● ● ○		Statisch

Wer die Tiefkniebeuge durchführt, sollte bereits über ein recht hohes Maß an Kraft und Koordination verfügen sowie ausgeruht und konzentriert sein.

GESUNDHEIT
› stärkt Füße, Unter- und Oberschenkel
› festigt die Gesäß- und Rückenmuskulatur

SCHÖNHEIT
› strafft das Gesäß
› formt die Oberschenkel und die Waden

AUSGANGSPOSITION
Sie stehen aufrecht, die Beine sind hüft- bis schulterbreit auseinander, die Füße zeigen leicht nach außen. Die Arme lassen Sie seitlich neben dem Körper hängen.

DURCHFÜHRUNG
Atmen Sie einmal ein und drücken Sie sich mit dem Ausatmen nach oben in den Zehenstand. Mit dem Einatmen beugen Sie die Knie langsam so stark wie möglich. Am tiefsten Punkt kehren Sie um und drücken sich mit der Ausatmung wieder nach oben. Mindestens 12- bis 15-mal sollten Sie die Übung wiederholen können. Ein Durchgang reicht in den meisten Fällen.

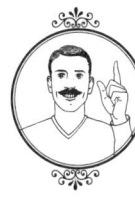

WERTVOLLES WISSEN!
*Halten Sie die ganze Übung über die
Fersen nach oben gedrückt (Zehenstand),
die Bewegung erfolgt nur in den Kniegelenken.
Ihr Gesäß bewegt sich in einer geraden Linie
von oben nach unten und wieder zurück.*

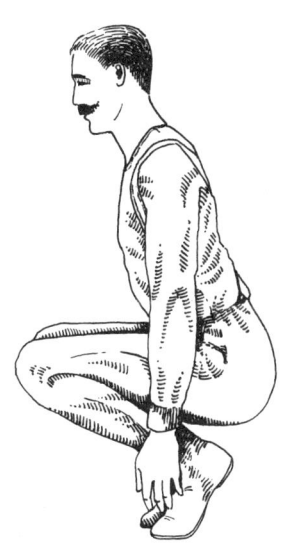

KNIESTRECKUNG

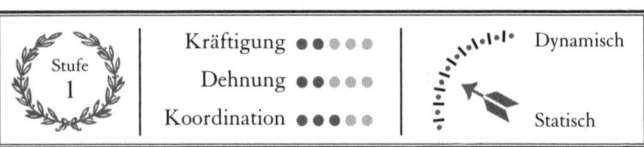

Stufe 1	Kräftigung ●●●●●	Dynamisch
Dehnung ●●●●●	
Koordination ●●●●●	Statisch

Eine ungewöhnliche und gemütlich aussehende Kräftigungsübung. Doch weit gefehlt! Ein unangenehmes Brennen in den Oberschenkeln ist hier nicht selten.

GESUNDHEIT
› kräftigt die kniestabilisierende Muskulatur
› strafft insbesondere die um das Knie verlaufende Muskulatur

SCHÖNHEIT
› strafft die Oberschenkelvorderseite
› festigt auch den seitlichen Oberschenkel

AUSGANGSPOSITION
Sie begeben sich in den Fersensitz, das heißt, Sie setzen sich mit aufrechtem Rücken auf Ihre Fersen. Halten Sie die Füße gerade, die Fersen befinden sich direkt unter den Sitzbeinhöckern des Gesäßes. Sie verschränken die Hände hinter dem Kopf oder stützen diese seitlich am Körper ab.

DURCHFÜHRUNG
Pressen Sie Ihre Unterschenkel möglichst kräftig in den Boden, so dass Sie aus dem Fersensitz in den Kniestand gelangen; dabei atmen Sie ganz entspannt aus. Senken Sie sich ohne Unterbrechung langsam und kontrolliert einatmend wieder hinunter in den Fersensitz. Wiederholen Sie dies so oft wie

möglich – minus drei oder vier Wiederholungen, damit Sie sich nicht überfordern (siehe Seite 22).

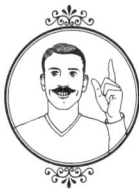

WERTVOLLES WISSEN!
Die Stellung des Oberkörpers sollte während der Übungsausführung unverändert bleiben, weil nur so eine gleichförmige Muskelbeanspruchung der Oberschenkel zu erreichen ist.

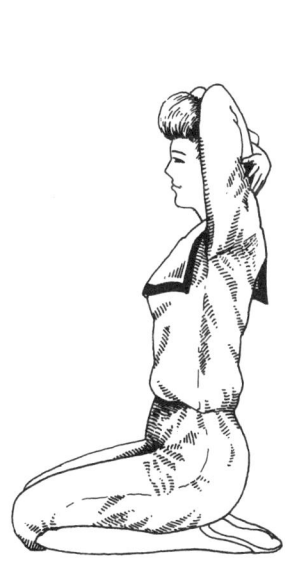
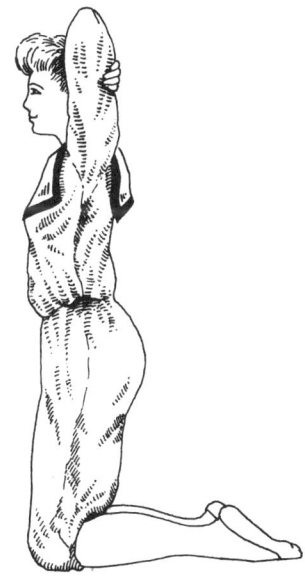

Ausfallschritt

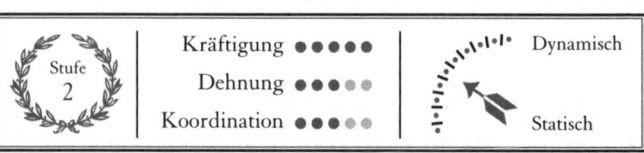

Stufe 2	Kräftigung ●●●●●	Dynamisch
	Dehnung ●●●●○	
	Koordination ●●●○○	Statisch

Ausfallschritte sind seit jeher ein beliebtes Übungsmittel bei den Leichtathleten, um die für viele Disziplinen notwendige Maximalkraft der Hüft- und Oberschenkelmuskulatur zu entwickeln.

Gesundheit
› stabilisiert die Hüft- und Kniegelenke
› verbessert die Einbein-Koordination

Schönheit
› entwickelt die gesamte Muskulatur der Oberschenkelvorderseite
› sorgt optimal für ein knackiges Gesäß

Ausgangsposition
Aus dem aufrechten Stand machen Sie einen großen Schritt nach vorne. Achten Sie darauf, dass Ihre beiden Füße gerade nach vorne zeigen. Die Hände stützen Sie in die Hüften.

Durchführung
Beugen Sie dann einatmend beide Knie, so dass sich Ihr Rumpf in einer geraden Linie nach unten absenkt. Am tiefsten Punkt angekommen – der vordere Oberschenkel steht parallel zum Boden und das Knie des hinteren Beins berührt die Unterlage leicht –, beginnen Sie mit der Ausatmung und drücken sich durch Strecken beider Beine wieder nach oben. Wiederholen

Sie die Auf- und Abbewegung mindestens 15-mal auf der einen Seite, bevor Sie zum anderen Bein wechseln.

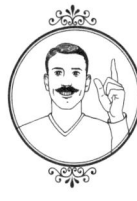

WERTVOLLES WISSEN!

Die Bewegung findet hauptsächlich von oben nach unten statt, jedoch nicht vor und zurück. Die Hauptarbeit leistet das vordere Bein; Sie können unterschiedlich viel Gewicht dorthin verlagern, um das Bein mal mehr und mal weniger stark zu kräftigen. Versuchen Sie sich an verschiedenen Gewichtsverlagerungen.

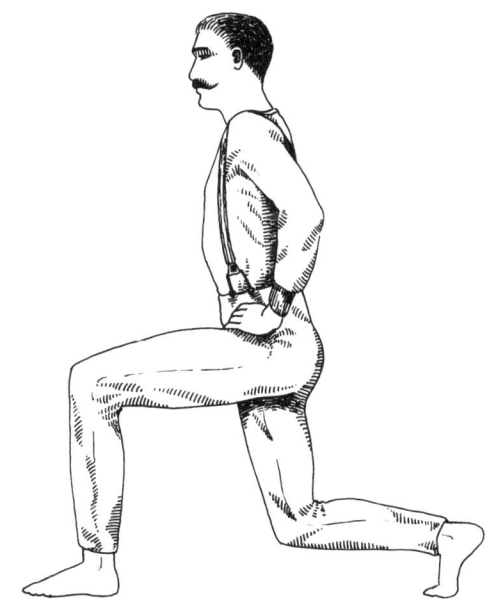

BEINRÜCKHEBEN

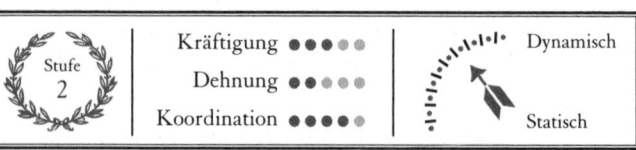
Bei dieser Übung wird der größte und stärkste Muskel des Leibes, der »Musculus glutaeus maximus« (großer Gesäßmuskel) aktiviert. Ist er zu schwach ausgebildet, fallen zahlreiche Alltagsbewegungen wie beispielsweise das Treppensteigen, das Aufstehen von einem Stuhl und andere schwer.

GESUNDHEIT
› stärkt die hüftstreckende Muskulatur
› stabilisiert den Rumpf bei Hüftbewegungen

SCHÖNHEIT
› formt besonders die Rückseite des Gesäßes
› kräftigt beide Gesäßhälften gleichermaßen
› stärkt die Oberschenkelrückseite

AUSGANGSPOSITION
Begeben Sie sie zunächst auf die Knie. Stützen Sie sich nun auf Unterschenkeln und Unterarmen mit Blick zum Boden ab. Legen Sie die locker gehaltenen Fäuste aneinander.

DURCHFÜHRUNG
Heben Sie ein Bein nach oben an, ohne es im Kniegelenk zu bewegen, bis der Oberschenkel die Waagrechte erreicht. Wiederholen Sie dies pro Seite mindestens 15-mal oder wechseln Sie zur schwierigeren Variante.

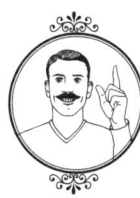

WERTVOLLES WISSEN!
Halten Sie den gesamten Rücken stets gerade.
Ziehen Sie nach Möglichkeit den Bauchnabel
zur Wirbelsäule und stabilisieren Sie das
Becken. Bei der Durchführung stellen Sie sich
vor, Sie wollten mit der Fußsohle einen
Gegenstand nach oben drücken.

VARIANTE
Schwieriger: Heben Sie das gestreckte Bein nach oben.

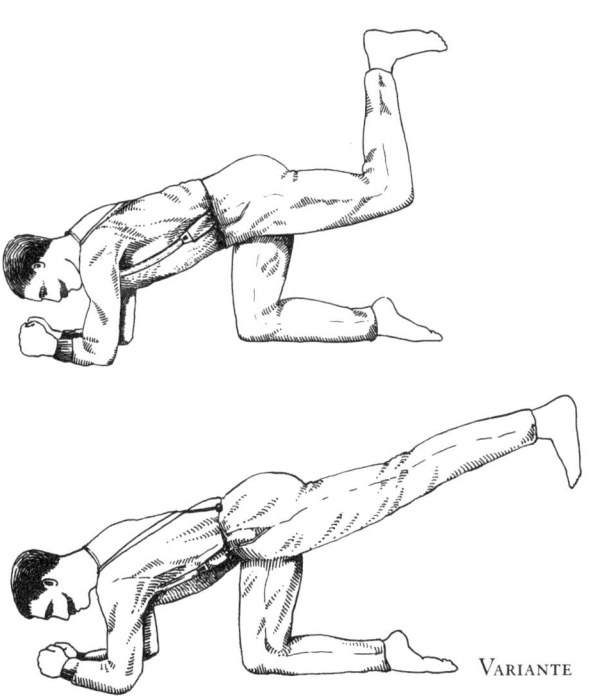

VARIANTE

Beckenheben in Rückenlage

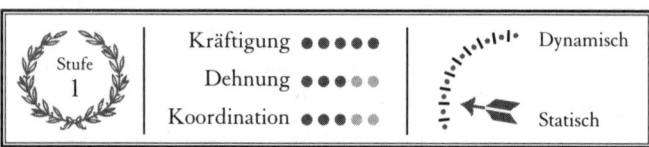

	Kräftigung ●●●●●	Dynamisch
Stufe 1	Dehnung ●●●○○	
	Koordination ●●●●○	Statisch

Die Übung wird in der Krankengymnastik eingesetzt, um die häufig zu schwachen Hüftstrecker zu stärken.

Gesundheit
› stärkt schwache Schultermuskeln und dehnt die Hüftbeugemuskulatur
› kräftigt die rückwärtige Muskulatur in einer großen zusammenhängenden Kette

Schönheit
› kräftigt die Gesäß- und Bauchmuskeln
› strafft die Wadenmuskulatur sowie die Oberschenkelrückseite

Ausgangsposition
In Rückenlage stellen Sie die Beine etwa eine Fußlänge vom Gesäß entfernt mit gerade nach vorne zeigenden Zehen auf. Die Arme legen Sie seitlich neben dem Körper ab, die Handflächen zeigen zur Decke. Halten Sie die Knie etwa eine Handbreit auseinander.

Durchführung
Heben Sie die Hüfte so weit nach oben an, bis der gesamte Körper eine schräge Gerade bildet. Halten Sie die Position etwa drei bis vier Atemzüge lang, und machen Sie dann ein bis zwei

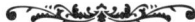

Atemzüge lang eine Pause. Wiederholen Sie dies insgesamt sechs- bis zehnmal.

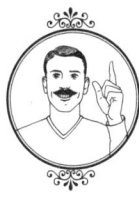

WERTVOLLES WISSEN!
Ziehen Sie in Ihrer Vorstellung Ihre Wirbel-
säule an den zwei Enden Scheitelpunkt und
Steißbein auseinander. Formen Sie einen langen
Nacken. Ihr Körpergewicht sollte hauptsächlich
auf dem Schultergürtel ruhen.

VARIANTE
Schwieriger: Strecken Sie am Ende der Bewegung zusätzlich einen Fuß nach vorne.

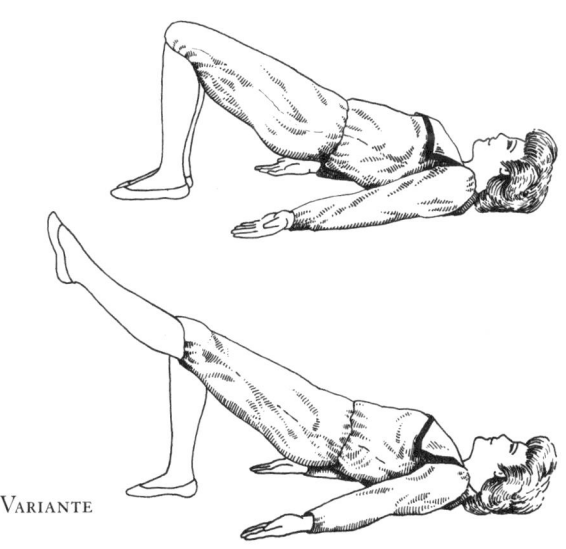

VARIANTE

Beinabspreizen im Stehen

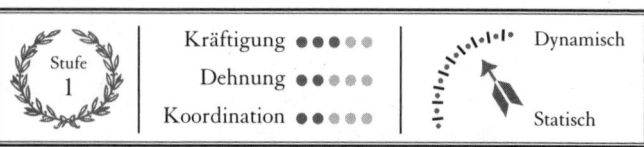

Stufe 1	Kräftigung ●●●○○	Dynamisch
Dehnung ●●○○○	
Koordination ●●○○○	Statisch

Die Abduktoren sind die Muskeln, die beim Abspreizen der Beine tätig werden. Sie sind aber auch beim (lebhaften) Laufen aktiv und machen sich gar häufig durch Muskelkater bemerkbar, wenn sie nach längerer Pause wieder sportlich betätigt werden.

Gesundheit
› stärkt die Abduktoren und folglich das Becken
› ermöglicht ein rückenentlastendes Gehen

Schönheit
› stärkt das Gesäß, an dessen Außenseite sich oft ein attraktives Grübchen bildet
› sorgt für eine harmonische Oberschenkelaußenseite

Ausgangsposition
Sie stehen aufrecht, die Beine sind hüft- bis schulterbreit auseinander, die Hände in die Hüften gestützt.

Durchführung
Verlagern Sie Ihr Gewicht auf das Standbein, und spreizen Sie das andere Bein so weit wie möglich zur Seite ab. Die Fußspitze zeigt dabei nach vorne. Wiederholen Sie diese Bewegung 15- bis 20-mal, und wechseln Sie dann das Bein. Atmen Sie beim Abspreizen aus, beim Heranführen ein.

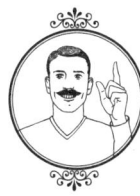

WERTVOLLES WISSEN!
Versuchen Sie, den Oberkörper und die Hüften beim Abspreizen möglichst gerade zu halten. Bleiben Sie im Standbein stets ein bisschen gebeugt, und ziehen Sie den Fuß des anderen Beins nach oben.

VARIANTE
Schwieriger: Beinabspreizen in Seitlage (siehe nächste Seite).

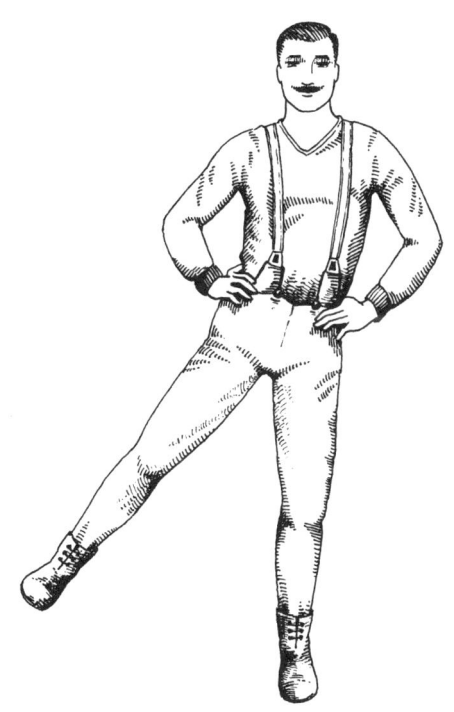

Beinabspreizen in Seitlage

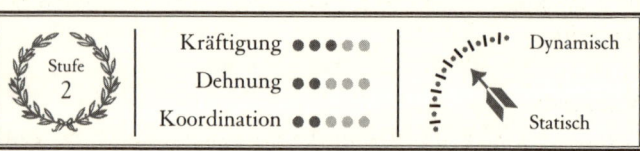

Stufe 2

Kräftigung ● ● ● ○ ○
Dehnung ● ● ● ○ ○
Koordination ● ● ○ ○ ○

Dynamisch

Statisch

Diese wirkungsvolle Übung für die Abduktoren-Gruppe der Hüft- und Oberschenkelmuskeln ist dann anzuraten, wenn der seitliche Unterarmstütz mit gebeugten Knien (siehe Seite 78) bzw. mit gestreckten Knien (siehe Seite 80) noch Schwierigkeiten bereiten.

Gesundheit

› kräftigt den Schenkelbindenspanner, einen wichtigen Muskel, der Becken und Knie verbindet
› sorgt für eine Stabilisierung des Oberschenkelknochens in der Hüftgelenkpfanne

Schönheit

› stärkt die Gesäßaußenseite
› formt die Außenseite des Oberschenkels

Ausgangsposition

Legen Sie sich auf die Seite; den Kopf stützen Sie in die eine Hand, die andere ruht auf der Hüfte. Beugen Sie das untere Bein im Kniegelenk leicht nach hinten, der Oberschenkel dieses Beins bildet die Verlängerung des Oberkörpers. Das obere Bein halten Sie gestreckt.

Durchführung

Spreizen Sie das obere Bein gestreckt nach oben ab und atmen Sie dabei aus. Einatmend geht das Bein wieder zurück in Rich-

tung Boden, aber Sie legen es nicht ganz ab. Wiederholen Sie die Bewegung 15- bis 20-mal und wechseln Sie dann zur anderen Seite.

Variante
Schwieriger: Ziehen Sie beim Abspreizen zusätzlich die Fußspitze an und drehen Sie Ihr Bein so, dass die Ferse der höchste Punkt ist. Das steigert die Effektivität der Übung.

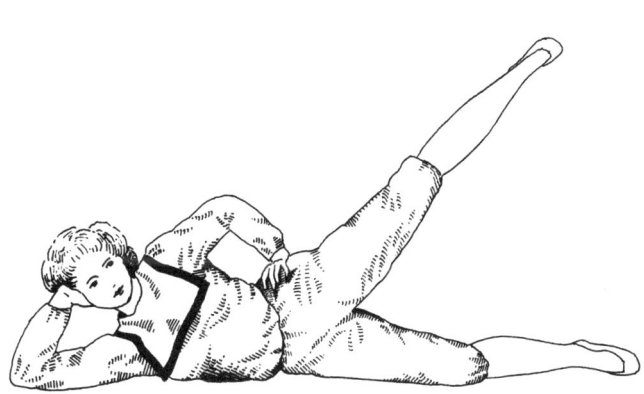

WADENHEBEN

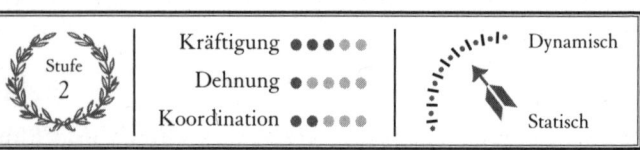

Stufe 2	Kräftigung ●●●○○	Dynamisch
Dehnung ●●○○○	Statisch
Koordination ●●○○○	

Der sogenannte Zwillingswadenmuskel, der den Großteil der Wadenmuskulatur bildet, ist ein recht derber Muskel, der zu großen Kraftanstrengungen in der Lage ist. Indirekt ist er sogar entscheidend an der Funktion des Kreislaufs beteiligt.

GESUNDHEIT
› trägt über die Muskelvenenpumpe zum Rückstrom des Blutes in Richtung Herz bei
› stärkt die Fußmuskulatur

SCHÖNHEIT
› formt lange, muskulöse Waden
› kann Krampfadern verhindern

AUSGANGSPOSITION
Stellen Sie sich nur mit den Vorfüßen auf den Rand einer Treppenstufe oder eines stabilen Kastens, und halten Sie sich bei Bedarf fest. Ihre Füße sind gerade nach vorne ausgerichtet und stehen hüftbreit auseinander. Die Arme hängen locker neben dem Körper herab.

DURCHFÜHRUNG
Heben Sie Ihre Fersen bei gestreckten Knien weit nach oben an, und halten Sie die Spannung für zwei Sekunden. Senken Sie dann Ihre Fersen langsam und kontrolliert wieder ab bis

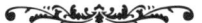

zur Ausgangsposition. Wiederholen Sie diese Übung so oft wie möglich. Schaffen Sie mehr als 30 Wiederholungen, können Sie zur schwierigeren Variante übergehen.

Variante
Schwieriger: Führen Sie die Übung wie oben durch, jedoch auf einem Bein. Bitte vergessen Sie nicht, beide Seiten zu kräftigen.

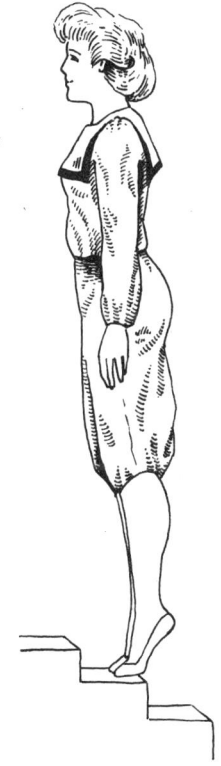

OBERSCHENKELDEHNUNG

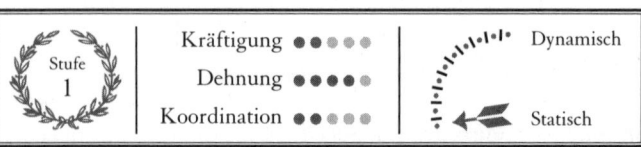

Stufe 1	Kräftigung ●●○○○	Dynamisch
	Dehnung ●●●●○	
	Koordination ●●○○○	Statisch

Die Dehnung der Oberschenkelrückseite ist für viele Personenkreise ganz besonders empfehlenswert. Nicht nur Sporttreibende, sondern auch Menschen, die im Büro arbeiten und täglich am Schreibtisch sitzen, tun wohl daran, diese Muskeln regelmäßig zu dehnen, um möglichen Bewegungseinschränkungen vorzubeugen.

GESUNDHEIT
› verhindert Fehlstellungen des Beckens
› beugt Rückenschmerzen vor

SCHÖNHEIT
› sorgt für einen eleganten Gang
› erleichtert die aufrechte Sitzhaltung

AUSGANGSPOSITION
Legen Sie sich auf den Rücken, und stellen Sie die Füße auf. Umfassen Sie mit beiden Händen einen Oberschenkel von hinten und ziehen Sie diesen so weit wie möglich in Richtung Brustkorb.

DURCHFÜHRUNG
Versuchen Sie nun, das Knie des herangezogenen Beins zu strecken, ohne dessen Position zu verändern; verharren Sie so für etwa 20 Sekunden. Gelingt es Ihnen, das Knie noch ein wenig weiter zu strecken? Halten Sie die Position wiederum 20 Se-

kunden, und lösen Sie die Dehnung dann langsam auf. Wechseln Sie danach zur anderen Seite.

VARIANTE

Schwieriger: Wenn Sie in der Dehnstellung den Fuß zu sich heranziehen, dehnen Sie zusätzlich Ihre Ischiasnerven.

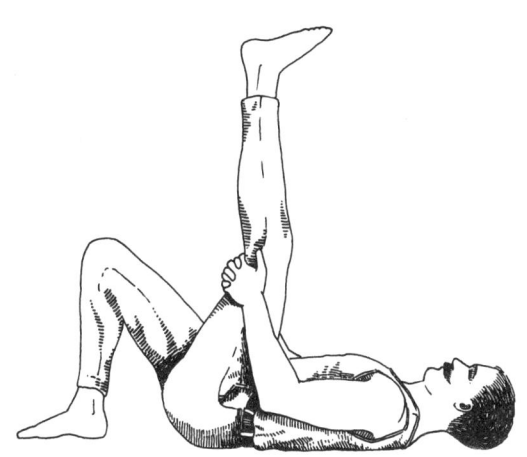

Dehnung der Beinvorderseite

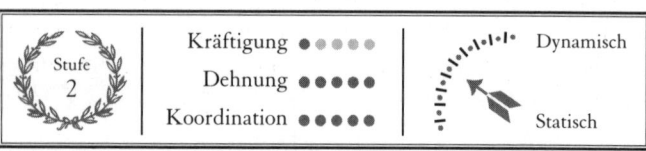

Stufe 2	Kräftigung ●●●●●	Dynamisch
	Dehnung ●●●●●	
	Koordination ●●●●●	Statisch

Diese Übung ist eine große Herausforderung für jeden Sportsfreund. Sie verbessert die Gleichgewichtsfähigkeit und schenkt ein gutes Körpergefühl. Suchen Sie sich eventuell zu Beginn eine Festhaltemöglichkeit.

Gesundheit
› zieht die häufig unbeweglichen Oberschenkelmuskeln in die Länge
› bringt eine gute Muskelbalance zwischen Kraft und Dehnung

Schönheit
› fördert die Hüftbeweglichkeit
› sorgt für einen anmutigen, lockeren Gang

Ausgangsposition
Machen Sie einen großen Ausfallschritt nach vorne und stützen Sie sich auf das hintere Knie. Achten Sie bitte auf eine möglichst weiche Unterlage, und setzen Sie das Bein nicht genau mit der Kniescheibe auf, sondern oberhalb davon.

Durchführung
Beugen Sie das hintere Bein und umgreifen Sie Ihren Fuß mit der seitengleichen Hand. Ziehen Sie den Fuß in Richtung Gesäß, während Sie die Hüfte der gleichen Seite nach vorne unten

schieben, bis ein mittelstarkes Dehnungsgefühl erreicht ist. Halten Sie diese Position mindestens 30 Sekunden lang oder machen Sie 20 bis 30 kleine Hüftbewegungen: Schieben Sie dafür die Hüfte leicht nach vorne unten, bis ein ganz sanfter Dehnschmerz erreicht ist, und wieder zurück.

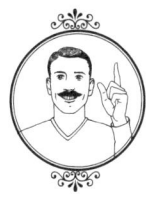

WERTVOLLES WISSEN!

Der Winkel zwischen dem Unter- und Oberschenkel des stützenden Beins sollte stets mehr als 90 Grad betragen. Ist er kleiner, heißt es nochmals aufstehen und einen größeren Ausfallschritt machen. Ziehen Sie Ihren Fuß möglichst gerade zu sich heran und vermeiden Sie seitliche Zugbewegungen, um Ihr Knie zu schonen.

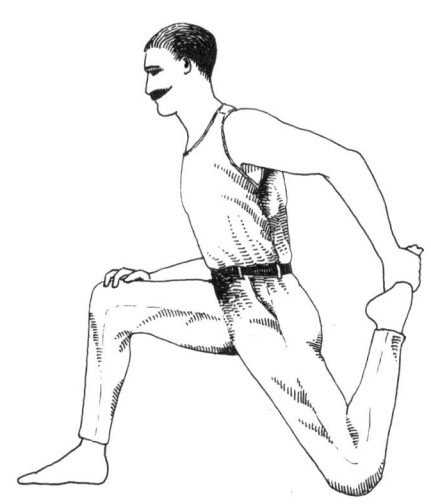

GESÄSSDEHNUNG

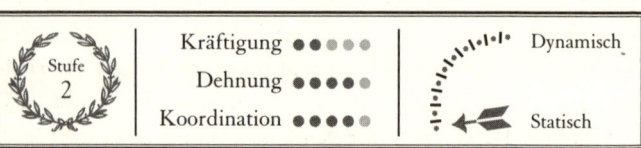

Stufe 2	Kräftigung ●●●●●	Dynamisch
	Dehnung ●●●●●	
	Koordination ●●●●●	Statisch

Im Sitzen ist diese Übung eine häufig bei Herren zu beobachtende Haltung. Hier wird sie in der Rückenlage ausgeführt. Zu Beginn werden Sie vermutlich deutliche Seitenunterschiede spüren, die sich nach einiger Zeit des Praktizierens allerdings geben sollten. Wenn Sie die Übung sehr konzentriert durchführen, dehnen Sie nicht nur die Muskeln des Gesäßes, sondern Sie bauen auch Kraft in den Gliedern auf.

GESUNDHEIT
› dehnt und entspannt die Gesäßaußenseite
› massiert die dort häufig verhärteten Muskeln
› beseitigt ein mögliches Muskelungleichgewicht
  des Gesäßes

SCHÖNHEIT
› kräftigt die Armbeuger, da die Arme die deutlich schwereren
  Beine halten müssen
› sorgt für eine harmonische Rundung des Gesäßes

AUSGANGSPOSITION
Legen Sie sich auf den Rücken und stellen Sie die Füße auf. Schlagen Sie ein Bein über das andere, so dass der eine Unterschenkel knapp oberhalb der Kniescheibe des anderen Beins abgelegt ist. Ziehen Sie Ihr Kinn leicht an, so, als wollten Sie ein Doppelkinn machen.

DURCHFÜHRUNG

Heben Sie das noch aufgestellte Bein an, umgreifen Sie dessen Oberschenkel von hinten mit beiden Händen, und ziehen Sie das Bein so weit, wie Sie können, in Richtung Brustkorb. Drücken Sie das übergeschlagene Bein nun so weit wie möglich nach außen. Diese Dehnung halten Sie mindestens 20 bis 30 Sekunden lang. Dann wechseln Sie die Seite. Absolvieren Sie je zwei Durchgänge pro Seite.

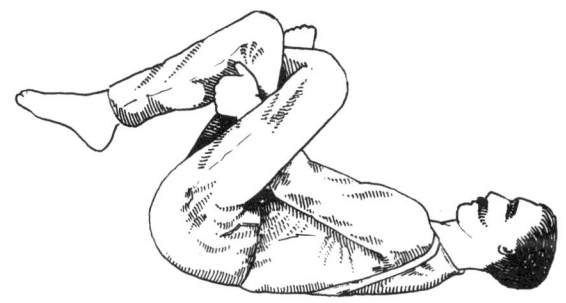

TIEFE HOCKE

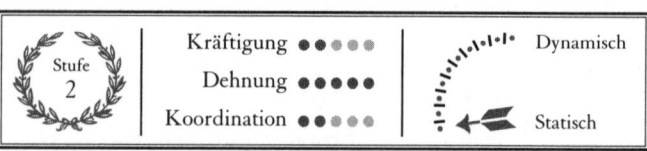

Stufe 2	Kräftigung ●●○○○	Dynamisch
	Dehnung ●●●●●	
	Koordination ●●○○○	Statisch

Die tiefe Hocke ist eine typische Sitzposition spielender Kinder und vieler Naturvölker. Aufgrund von Beweglichkeitseinschränkungen im Bereich von Ober- und Unterschenkeln können viele Erwachsene diese Haltung leider nicht spontan einnehmen.

GESUNDHEIT
› dehnt die tiefe Rückenmuskulatur
› lockert den ganzen Rücken

SCHÖNHEIT
› verbessert die gesamte Körperhaltung
› erfrischt den Leib

AUSGANGSPOSITION
Sie beginnen die Übung im etwa schulterbreiten Stand, Ihre Beine drehen Sie leicht nach außen. Verschränken Sie außerdem die Arme.

DURCHFÜHRUNG
Beugen Sie Ihre Beine und gehen Sie so weit wie möglich nach unten in die tiefe Hockposition. Verlagern Sie Ihr Gewicht nun nach hinten, so als ob Sie sich direkt hinter den Fersen auf den Boden setzen wollten. Atmen Sie ruhig weiter. Halten Sie die Position, solange sie Ihnen wohltut, jedoch mindestens für 30 Sekunden. Kommen Sie wieder in den aufrechten Stand.

Nach einer kurzen Lockerung der Beine im Stand führen Sie dann alles ein zweites Mal durch.

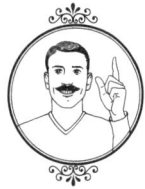

WERTVOLLES WISSEN!
Halten Sie die Knie gerade über den Füßen.
Lassen Sie unbedingt die gesamte Fußsohle
am Boden.

VARIANTE
Leichter: Stellen Sie sich in der Ausgangsposition vor eine stabile Festhaltemöglichkeit, beispielsweise eine Badewanne.

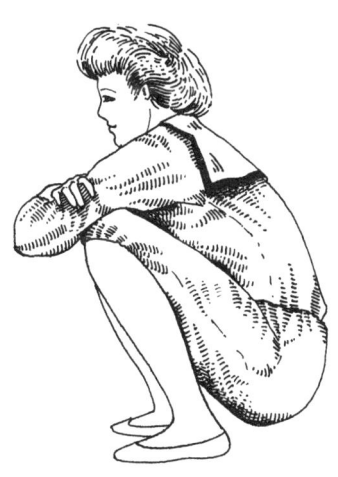

Dehnung der Beininnenseiten

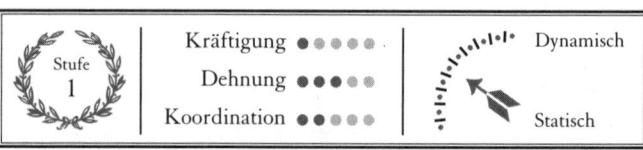

Stufe 1	Kräftigung ●●●●●	Dynamisch
	Dehnung ●●●●●	
	Koordination ●●●●●	Statisch

Das Beinabspreizen im Stand ist eine typische Übung von Herren, die im Fußball aktiv sind, da diese häufig Probleme mit den Adduktoren (heranführenden Muskeln) haben. Aber auch andere Ballsportler profitieren außerordentlich von einer gut gedehnten Oberschenkelinnenseite.

Gesundheit
› gleicht Beweglichkeitsdefizite der Schenkelinnenseiten aus
› vermag die Ausrichtung der Kniegelenke zu verbessern

Schönheit
› formt besonders die Innenseiten der Schenkel
› verhindert X-Beine

Ausgangsposition
Sie stehen aufrecht in einem großen Grätschschritt und halten beide Füße parallel und nach vorne gerichtet. Die Hände stützen Sie in die Hüften.

Durchführung
Beugen Sie ein Knie, und verlagern Sie Ihr Gewicht auf diese Seite. Währenddessen ziehen Sie das andere (gestreckte) Bein in Richtung Boden. Führen Sie beide Bewegungen nur so weit durch, bis ein mittelstarkes Ziehen an der Oberschenkelinnenseite zu spüren ist. Halten Sie die Position mindestens vier tiefe

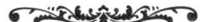

Atemzüge lang oder machen Sie mindestens 15 leichte Feder-
bewegungen. Wechseln Sie dann die Seite.

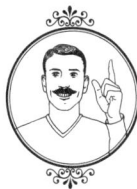

WERTVOLLES WISSEN!
*Stützen Sie den Fuß des gedehnten Beins auf
die Fußinnenkante, um einer Überlastung der
Sprunggelenksbänder vorzubeugen.*

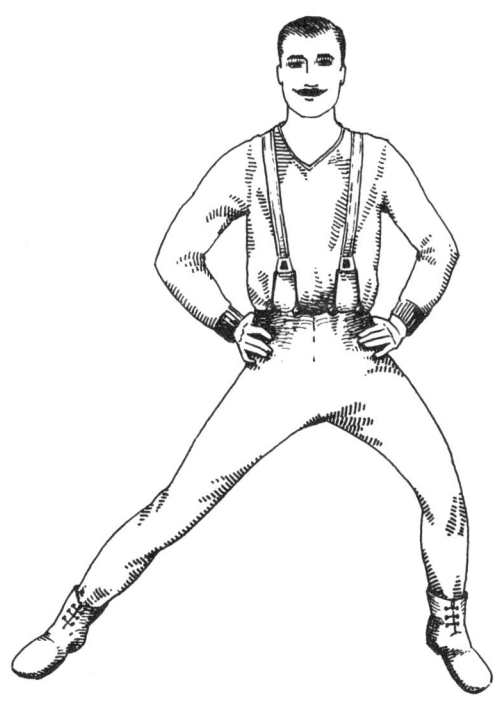

Oberschenkel-Spezialübung

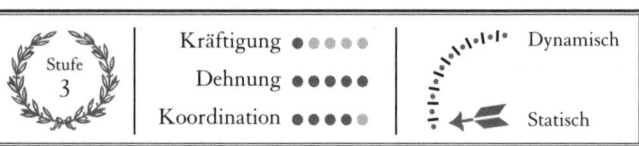

Diese Übung empfiehlt sich besonders bei hartnäckigen Verspannungen im Bereich der Oberschenkelinnenseite, unter denen Sportler häufig leiden. Da Sie jeweils ein Bein mit einer Hand umgreifen, können Sie Ihre Beininnenseiten ganz behutsam und feinfühlig dehnen und damit Seitenunterschiede ausgleichen.

Gesundheit
› dehnt die Muskeln der Oberschenkelinnenseite, die durch andere Leibesübungen nur schwer erreicht werden
› eignet sich ganz hervorragend als Entspannungsübung für die Beine

Schönheit
› sorgt für Eleganz und Lockerheit beim Gehen und Laufen
› kann leichte Fehlstellungen der Beinachsen korrigieren

Ausgangsposition
Sie liegen mit aufgestellten Füßen auf dem Rücken. Heben Sie nun die Beine leicht an, bis die Oberschenkel senkrecht zum Boden zeigen. Die Unterschenkel lassen Sie baumeln.

Durchführung
Umfassen Sie Ihre Knie von außen, und schließen Sie Ihre Hände so weit wie möglich um die Knie herum. Ziehen Sie jetzt Ihre Beine nach außen und ein wenig nach oben, bis ein

mittelstarker Dehnzug zu spüren ist. Halten Sie diese Position, solange sie Ihnen wohltut; Sie können auch ganz sanfte Dehnbewegungen ausführen, indem Sie die Hände rhythmisch nach unten ziehen und wieder minimal nach oben kommen lassen.

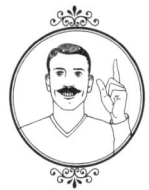

WERTVOLLES WISSEN!
*Gehen Sie diese Leibesübung behutsam an,
denn der Muskel, den Sie hier hauptsächlich
dehnen, heißt nicht umsonst »graziler Muskel«.*

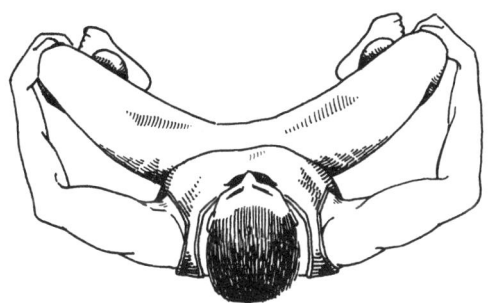

WADENDEHNUNG

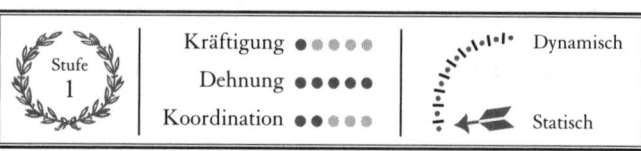

Stufe 1

Kräftigung ●●○○○

Dehnung ●●●●●

Koordination ●●○○○

Dynamisch

Statisch

Diese Übung ist ein optimaler Schutz vor Beschwerden im Bereich der Achillessehne. Alle Sporttreibenden sollten die Wadendehnung als Pflichtübung ansehen.

GESUNDHEIT
› dehnt die gesamte Wadenmuskulatur
› kann Unterschenkelkrämpfen entgegenwirken

SCHÖNHEIT
› macht langgezogene, schlank-muskulöse Waden
› schützt vor Krampfadern

AUSGANGSPOSITION
Stellen Sie sich nur mit den Vorfüßen auf den Rand einer Treppenstufe oder eines stabilen Kastens, und halten Sie sich bei Bedarf fest. Ihre Füße sind gerade nach vorne ausgerichtet und stehen hüftbreit auseinander. Die Arme hängen ganz locker neben dem Körper.

DURCHFÜHRUNG
Senken Sie beide Fersen bei möglichst gestreckten Knien so weit wie möglich herab. Sobald Sie einen mittelstarken Dehnzug spüren, beenden Sie die Abwärtsbewegung. Bleiben Sie 20 bis 30 Sekunden in der Dehnstellung und kommen Sie dann langsam wieder nach oben.

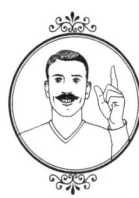

WERTVOLLES WISSEN!

Sie können sich aus der Dehnposition auch ganz behutsam in den Zehenstand drücken und so die Dehnung mit der Kräftigung verbinden.

VARIANTE

Schwieriger: Reicht der Dehneffekt nicht aus, dann führen Sie die Übung nur auf einem Bein durch. Bitte dehnen Sie beide Seiten abwechselnd in gleichem Maße.

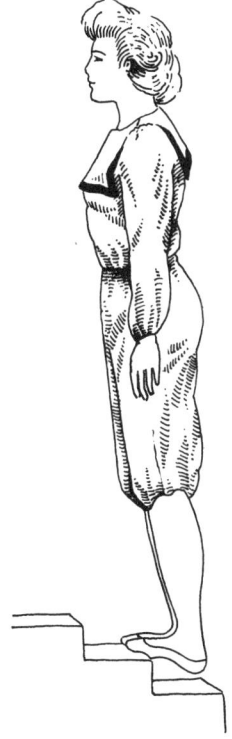

Halbe Kerze

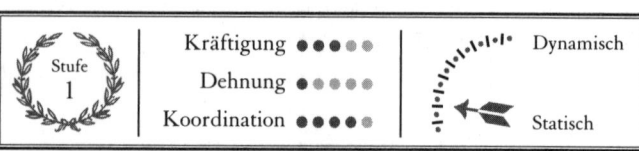

Stufe 1	Kräftigung ●●●●○	Dynamisch
	Dehnung ●●○○○	
	Koordination ●●●●○	Statisch

Die halbe Kerze ist eine hervorragende Möglichkeit, um die Bauch-muskeln statisch zu kräftigen. Abgesehen von ihrer muskelstraffen-den Wirkung sieht die Übung auch noch sehr elegant aus. Sie ist für Gymnastiktreibende mit wenig Erfahrung glänzend geeignet.

Gesundheit
› stärkt die geraden und schrägen Bauchmuskeln
› kräftigt den Beckenboden

Schönheit
› ermöglicht die Bildung eines »Waschbrettbauches«
› strafft die Oberschenkel

Ausgangsposition
Sie begeben sich in Rückenlage, strecken die Beine zur Decke und halten die Hände hinter dem Kopf verschränkt.

Durchführung
Aus der Ausgangsstellung heraus heben Sie die Beine mit der Ausatmung so weit wie möglich zur Decke, so als wollten Sie diese mit den Fußspitzen berühren. Die Füße sind gestreckt. Halten Sie die Position über zwei bis drei Atemzüge hinweg, und legen Sie mit der nächsten Ausatmung das Becken wieder ab. Sie atmen ein und heben die Beine ausatmend erneut an und so weiter. Wiederholen Sie diesen Vorgang sechs- bis zehnmal.

VARIANTE

Schwieriger: Wenn Sie während der Durchführung zusätzlich die Beine anspannen, erzielen Sie dadurch einen weiteren Kräftigungseffekt.

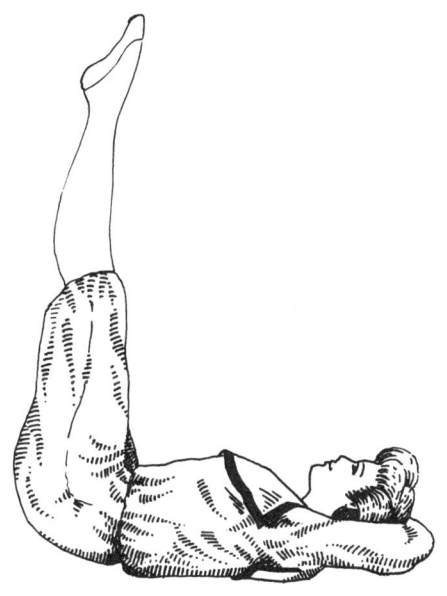

KÄFER

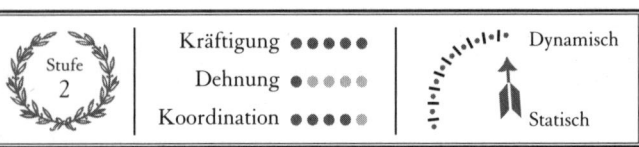

Stufe 2	Kräftigung ●●●●●	Dynamisch
	Dehnung ●●○○○	
	Koordination ●●●●○	Statisch

Die Natur als Vorbild! Käfer sind zwar nicht unbedingt für kräftige Bauchmuskeln bekannt, aber wenn Sie sich wie ein auf dem Rücken liegender Käfer verhalten, werden Sie Ihre Muskeln im Bauchbereich enorm festigen.

GESUNDHEIT
› treibt den Puls in die Höhe und aktiviert so den Kreislauf
› kräftigt zudem die häufig schwachen Muskeln an der Halsvorderseite

SCHÖNHEIT
› stärkt die geraden Bauchmuskeln
› formt die schrägen Bauchmuskeln

AUSGANGSPOSITION
In Rückenlage heben Sie Kopf und Schultern vom Boden ab und richten Ihren Blick nach vorne oben.

DURCHFÜHRUNG
Strecken Sie einen Arm hinter dem Kopf aus, und ziehen Sie das seitengleiche Bein mit dem Knie in Richtung Brust. Das andere Bein geht gerade nach vorn, den entsprechenden Arm schieben Sie in Richtung dieses Beins. Nun wechseln Sie die Seiten. Diesen Wechsel führen Sie ohne Pausen, flüssig und ohne Schwung 10- bis 15-mal durch.

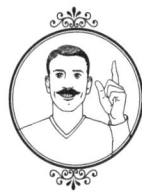

WERTVOLLES WISSEN!
Versuchen Sie, das eine Bein stets kräftig zur Brust zu ziehen und besonders gegen Ende der Übung nicht in der Spannung nachzulassen.

VARIANTEN
Leichter: Halten Sie das jeweils vordere Bein gebeugt anstatt gestreckt.
Schwieriger: Heben Sie Kopf und Schultern noch etwas mehr vom Boden ab.

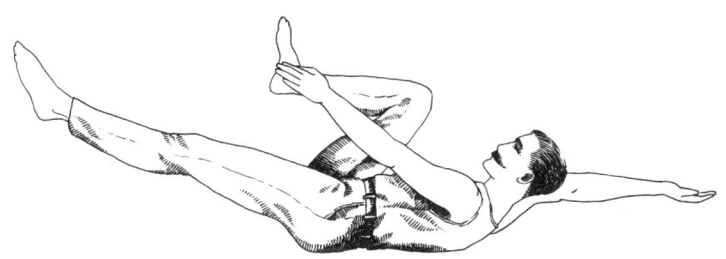

Bauchkräftigung im Sitzen

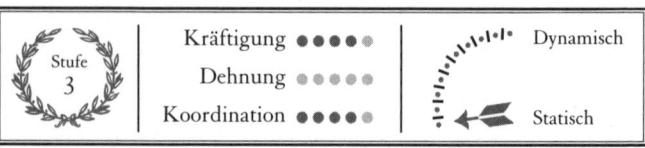

Stufe 3	Kräftigung ●●●●○	Dynamisch
	Dehnung ○○○○○	
	Koordination ●●●●○	Statisch

Diese Übung kommt besonders jenen Personenkreisen zustatten, die im Sitzen arbeiten. Die Nachteile des andauernden Sitzens waren auch im 18. Jahrhundert schon hinreichend bekannt.

Gesundheit

› kräftigt die Bauchmuskeln
› sorgt für eine aufrechte, aktive Haltung

Schönheit

› strafft bei häufiger Anwendung die geraden Bauchmuskeln
› formt die Taille

Ausgangsposition

Setzen Sie sich mit geradem Rücken auf einen Hocker, einen Kasten oder eine Bank ohne Rückenlehne.

Durchführung

Heben Sie die Beine so vom Boden ab, dass ein rechter Winkel zwischen Knien und Oberschenkeln sowie zwischen Oberschenkeln und Rumpf entsteht. Lehnen Sie sich dabei möglichst weit nach hinten – natürlich ohne das Gleichgewicht zu verlieren. Strecken Sie einen Arm nach oben aus.

Halten Sie diese Position über zwei bis vier Atemzüge hinweg, und kommen Sie dann für eine Pause von etwa zwei Atemzügen zurück in den aufrechten Sitz.

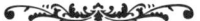

Wiederholen Sie dies ungefähr sechs- bis achtmal. Könner machen mindestens noch einen weiteren Durchgang.

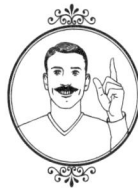

WERTVOLLES WISSEN!
Achten Sie unbedingt auf einen geraden Rücken, und versuchen Sie zusätzlich, den Bauchnabel einzuziehen.

VARIANTE
Leichter: Lassen Sie die Arme locker neben dem Körper herabhängen.

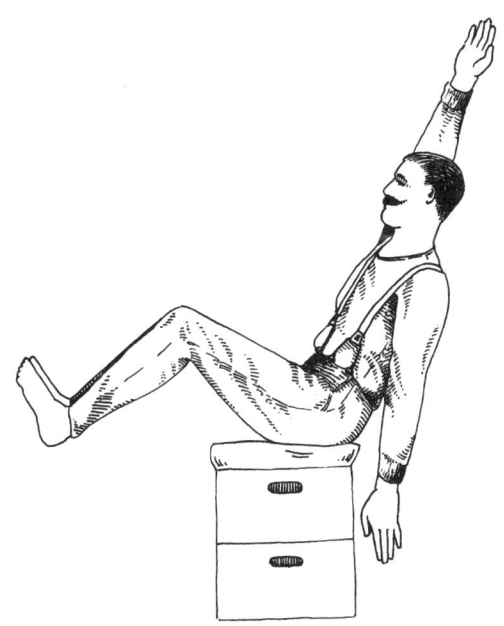

Alternierendes Beinstrecken

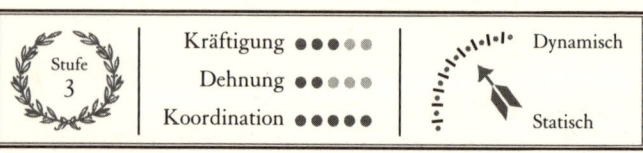

Wie schwer ein einzelnes Bein sein kann, ist hier leicht zu merken. Die Bauchmuskeln haben bei dieser Übung die Aufgabe, das Becken gegen die Kraft und das Gewicht des ausgestreckten Beins zu stabilisieren.

Gesundheit
› kräftigt gleichzeitig die Hals- und Bauchmuskeln
› sorgt für eine stabile Leibesmitte

Schönheit
› verschafft eine wohlgeformte Taille
› bewirkt einen flachen Bauch

Ausgangsposition
In Rückenlage ziehen Sie beide Beine maximal zur Brust heran. Die Arme legen Sie seitlich neben dem Körper ab. Schultern und Kopf heben Sie leicht an, der Blick ist nach schräg vorne gerichtet.

Durchführung
Ausatmend strecken Sie ein Bein etwa 45 Grad nach oben aus. Das andere Bein zieht gleichzeitig weiterhin aktiv und maximal in Richtung Brust. Einatmend ziehen Sie nun das ausgestreckte Bein zu sich heran und strecken dann ausatmend das zuvor angewinkelte Bein. Mit der nächsten Einatmung wech-

seln Sie wieder das Bein. Strecken Sie jedes Bein mindestens 10- bis 15-mal aus.

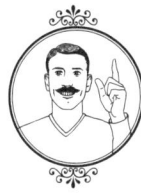

WERTVOLLES WISSEN!
Häufig sind die Halsbeugemuskeln das schwächste Glied in der Kette und sorgen dafür, dass die Leibesübung beendet werden muss, bevor die Muskelanstrengung in den anderen Bereichen spürbar ist. Gerade dann gilt es, nicht aufzugeben! Nach einiger Zeit sind Ihre Halsmuskeln kräftig genug, so dass der Übungseffekt für Bauch- und Hüftmuskeln zunimmt.

VARIANTEN
Leichter: Heben Sie das obere Bein stärker an.
Schwieriger: Verschränken Sie die Hände hinter dem Kopf oder strecken Sie sie hinter dem Kopf aus.

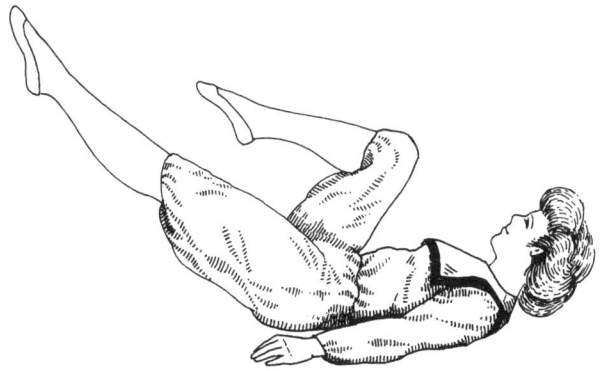

Rumpfrotationen

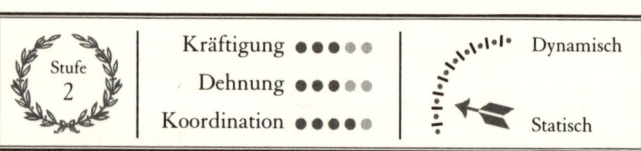

Stufe 2	Kräftigung ●●●●○	Dynamisch
	Dehnung ●●●●○	
	Koordination ●●●●○	Statisch

Wenn Sie sehr konzentriert und genau üben, erzielen Sie mit den Rumpfrotationen eine ausgewogen gekräftigte Bauchregion. Nur bei einer solchen Übungsweise kann die Kraft wirklich aus dem Zentrum kommen.

GESUNDHEIT
› fördert die Beweglichkeit der Wirbelsäule
› erhöht die Wirbelsäulenstabilität

SCHÖNHEIT
› formt die schrägen Bauchmuskeln
› kräftigt die Oberschenkelinnenseiten

AUSGANGSPOSITION
In Rückenlage heben Sie Ober- und Unterschenkel so an, dass sich zwischen ihnen ein rechter Winkel bildet. Strecken Sie außerdem die Arme seitlich neben dem Körper aus. Zwischen Ihren Knien halten Sie einen kleinen Gymnastikball, ein Handtuch oder ein Kissen.

DURCHFÜHRUNG
Neigen Sie beide Knie einatmend langsam zu einer Seite, und zwar nur so weit, dass Sie kontrolliert und ohne Schwung wieder zurück zur Mitte kommen können. Beim Zurückgehen atmen Sie aus. Dann senken Sie die Knie einatmend langsam

zur anderen Seite. Versuchen Sie, die Knie mindestens 12- bis 15-mal zu jeder Seite zu neigen.

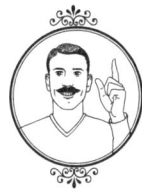

WERTVOLLES WISSEN!

Ziehen Sie den Bauchnabel nach innen, um nicht ins Hohlkreuz zu gehen. Behalten Sie während der Übung unbedingt einen langen Nacken bei. Drücken Sie mit beiden Oberschenkeln kräftig gegen den Ball, das Handtuch oder das Kissen. Fällt es Ihnen schwer, die Mindestwiederholungen zu schaffen, so verkleinern Sie den Bewegungsspielraum.

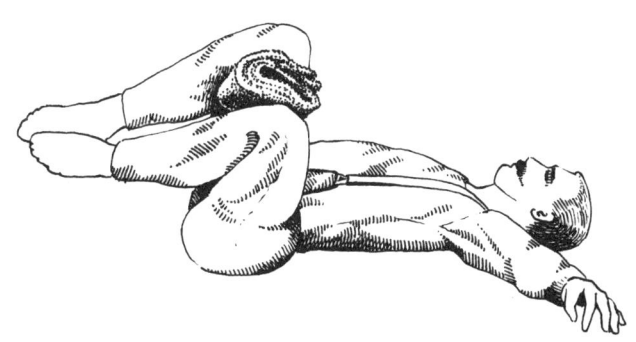

Unterarmstütz vorlings mit gebeugter Hüfte

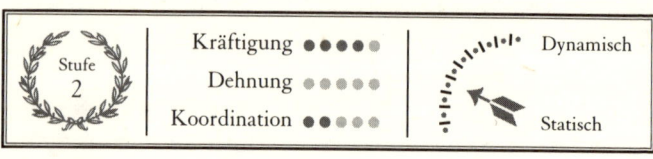

Stufe 2	Kräftigung	●●●●○	Dynamisch
	Dehnung	●●○○○	
	Koordination	●●○○○	Statisch

Die Übungen im Unterarmstütz sind sehr anspruchsvoll, mit den hier vorgenommenen Änderungen sind sie aber auch für Einsteiger gut geeignet. Sie führen schnell zu festen Muskeln. Wählen Sie diese Übung mit gebeugter Hüfte, falls der Unterarmstütz mit gestreckter Hüfte (siehe Seite 76) noch zu schwierig für Sie sein sollte.

Gesundheit
› kräftigt die vordere Rumpfmuskulatur
› stabilisiert die Schultern

Schönheit
› formt die gesamte Bauchmuskulatur
› definiert die Oberschenkelmuskeln

Ausgangsposition
Stützen Sie sich auf die Unterarme, die Knie und die aufgestellten Füße. Die Oberschenkel stehen senkrecht zum Boden. Richten Sie Ihren Blick zwischen Ihre Unterarme, die ein Dreieck bilden. Die Hände ballen Sie zu leicht geöffneten Fäusten.

Durchführung
Heben Sie die Oberschenkel ein paar Zentimeter senkrecht nach oben, wobei Sie Ihr Gewicht gleichmäßig zwischen Armen und Knien verteilen. Halten Sie die Position über zwei bis

vier Atemzüge hinweg, und legen Sie dann Ihre Knie für zwei Erholungsatemzüge wieder ab, bevor Sie abermals mit den Beinen ein wenig nach oben gehen. Wiederholen Sie alles sechs- bis achtmal.

VARIANTE

Schwieriger: Lösen Sie zusätzlich einen Fuß wenige Zentimeter vom Boden. Führen Sie dann die Übung mit dem anderen Fuß in der Luft durch.

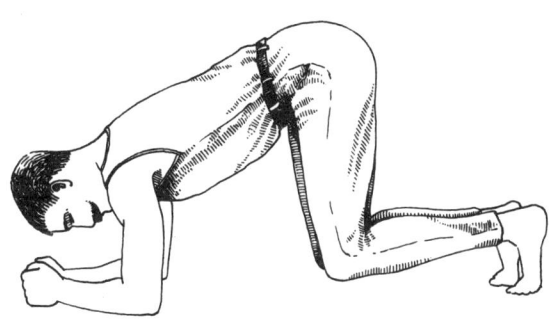

Unterarmstütz vorlings mit gestreckter Hüfte

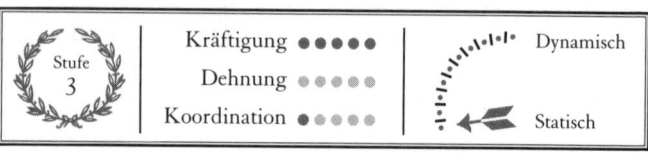

Stufe 3	Kräftigung ●●●●●	Dynamisch
	Dehnung ●○○○○	
	Koordination ●●●○○	Statisch

Wie ihr Pendant, der Unterarmstütz rücklings mit gestreckter Hüfte (siehe Seite 90), ist auch diese Übung eine herausfordernde Ganzkörperkräftigung. Sie gehört zum Standardrepertoire vieler Leichtathleten und Ballsportler.

Gesundheit
› kräftigt die vordere Rumpfmuskulatur
› stabilisiert die Schultern

Schönheit
› formt die gesamte Bauchmuskulatur
› definiert die Oberschenkelmuskeln

Ausgangsposition
Begeben Sie sich in die Bauchlage, und stützen Sie sich auf Ihren gerade nach vorn zeigenden Unterarmen auf. Ballen Sie die Hände zu locker geöffneten Fäusten.

Durchführung
Heben Sie Ihren Körper an, bis eine gerade Linie zwischen Schulter- und Beckengürtel erreicht ist. Halten Sie diese Position über zwei bis vier Atemzüge hinweg, und kommen Sie dann für etwa zwei Atemzüge zurück in die Ausgangsposition. Wiederholen Sie die Übung sechs- bis zehnmal.

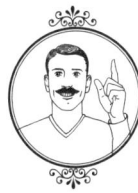

WERTVOLLES WISSEN!

Versuchen Sie, sich so aufzustützen, dass Ihre gesamte Rückseite eine waagrechte Linie vom Kopf bis zu den Füßen bildet. Oftmals wird das Gesäß zu weit nach oben geschoben, was die Wirkung der Übung verringert.

VARIANTE

Schwieriger: Heben Sie ein Bein etwas an, dann das andere. Wenige Zentimeter genügen!

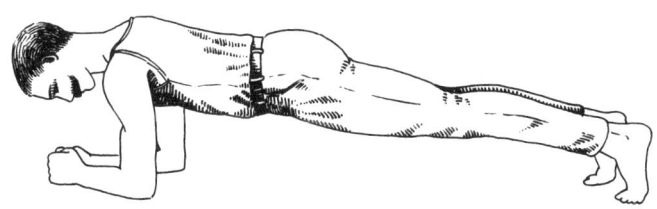

Seitlicher Unterarmstütz mit gebeugten Knien

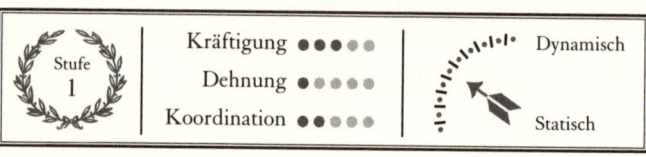

Der seitliche Unterarmstütz mit gebeugten Knien ist etwas schonender als der mit gestreckten Knien (siehe Seite 80). Dennoch ist diese Leibesübung nicht einfach.

Gesundheit
› kräftigt die häufig vernachlässigten seitlichen Bauchmuskeln
› stabilisiert die Wirbelsäule

Schönheit
› formt die seitliche Taillenregion
› verhindert ungeliebte Speckröllchen an den Hüften

Ausgangsposition
Legen Sie sich auf eine Seite und stützen Sie sich auf Ihren Unterarm. Ihr Ellbogen befindet sich genau senkrecht unter der Schulter. Den anderen Arm legen Sie entweder auf Ihre Hüfte oder vor sich auf den Boden. Beugen Sie beide Knie.
Angenehmer für Knie und Hüften wird die Ausgangsposition, wenn Sie einen kleinen Gymnastikball, ein Handtuch oder ein Kissen zwischen den Knien halten.

Durchführung
Heben Sie ausatmend die Hüfte so weit an, bis eine schräge Gerade zwischen Schulter- und Beckengürtel erreicht ist. Ein-

atmend senken Sie die Hüfte wieder, ohne sie jedoch ganz abzusetzen. Wiederholen Sie diese beiden Bewegungen mindestens zwölfmal. Dann wechseln Sie ohne Pause zur anderen Seite. Fortgeschrittene machen nach einer Serienpause von zirka zwei Minuten einen weiteren Durchgang.

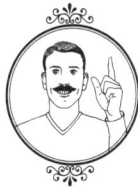

WERTVOLLES WISSEN!

Vermeiden Sie ein Hohlkreuz oder einen Rundrücken. Eine gute allgemeine Körperspannung ist für die Übung wichtig.

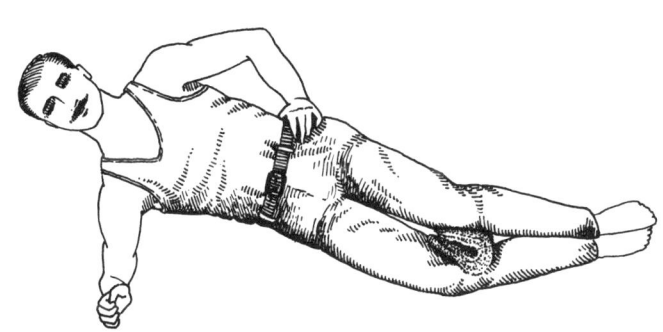

Seitlicher Unterarmstütz mit gestreckten Knien

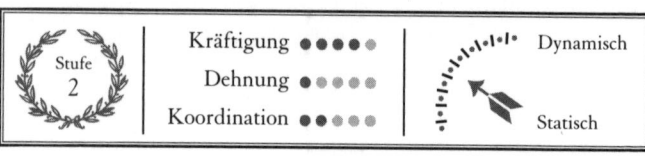

Stufe 2	Kräftigung ●●●●○	Dynamisch
	Dehnung ●○○○○	
	Koordination ●●○○○	Statisch

Dies ist eine anspruchsvolle Stabilisationsübung, welche bei regelmäßiger Anwendung in kurzer Zeit zu gekräftigten Muskeln entlang der gesamten Körperseiten führt.

Gesundheit
› stärkt die seitliche Bauchmuskulatur
› stabilisiert dadurch die Lendenwirbelsäule

Schönheit
› formt die Taille
› strafft beide Gesäßseiten

Ausgangsposition
Legen Sie sich auf die Seite und stützen Sie sich auf den Unterarm. Dessen Ellbogen befindet sich genau senkrecht unter Ihrer Schulter. Den anderen Arm legen Sie entweder auf Ihre Hüfte oder vor sich auf den Boden. Ziehen Sie bereits in der Ausgangsposition die Zehenspitzen in Richtung Brust.

Durchführung
Heben Sie ausatmend die Hüfte so weit an, bis eine schräge Gerade zwischen Schulter- und Beckengürtel erreicht ist. Einatmend senken Sie die Hüfte wieder, ohne sie jedoch ganz abzusetzen. Wiederholen Sie das Heben und Senken mindestens

zwölfmal, und wechseln Sie dann ohne Pause zur anderen Seite. Fortgeschrittene machen nach einer Serienpause von etwa zwei Minuten einen erneuten Durchgang.

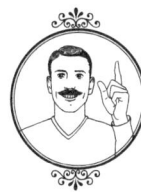

WERTVOLLES WISSEN!
Vorsicht bei schwachen oder überdehnten Knieaußenbändern! Bitte vermeiden Sie, ins Hohlkreuz zu gehen oder einen Rundrücken zu bilden. Eine gute allgemeine Körperspannung ist auch bei dieser Übung von Bedeutung.

VARIANTE
Schwieriger: Spreizen Sie in der Endposition zusätzlich ein Bein nach oben ab.

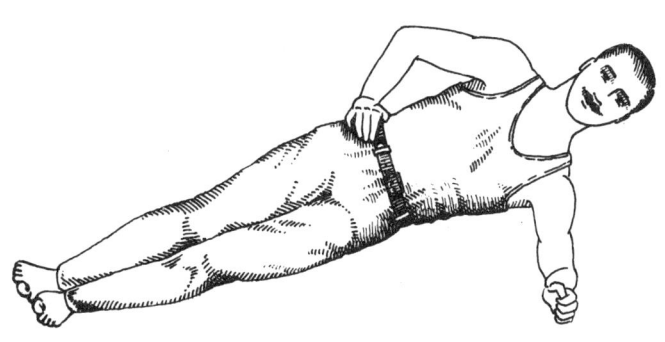

Bauchpresse

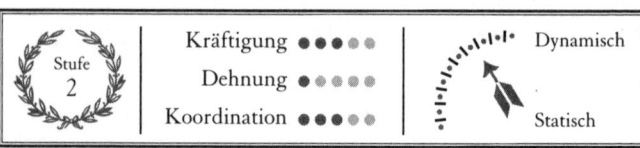

	Kräftigung ●●●●●	Dynamisch
Stufe 2	Dehnung ●●●●●	
	Koordination ●●●●●	Statisch

Es gibt zahlreiche Varianten der Bauchpresse, die jedoch fast alle darauf abzielen, nur die Bauchmuskeln und nicht die Hüftbeugemuskeln zu üben; zu starke Hüftbeuger können nämlich für Haltungsschwächen verantwortlich sein.

Gesundheit
› kräftigt den Bauch und gleichzeitig die Halsmuskulatur
› vermag Haltungsschwächen auszugleichen

Schönheit
› stärkt die gerade Bauchmuskulatur (vor allem für die Herren ein Ziel: der »Waschbrettbauch«)
› sorgt für schöne, lange und wohlgeformte Halsmuskeln

Ausgangsposition
In Rückenlage legen Sie die Unterschenkel so auf einer Erhöhung ab, dass zwischen Ober- und Unterschenkeln ein rechter Winkel entsteht. Halten Sie die Arme seitlich neben dem Körper gestreckt und leicht angehoben. Ihr Kopf geht etwas hoch, Ihr Blick ist nach schräg oben gerichtet, und die Bauchmuskulatur befindet sich in Minimalspannung.

Durchführung
Beugen Sie den Rumpf, indem Sie ihn ausatmend Wirbel für Wirbel so weit wie möglich nach vorne oben einrollen. Ein-

atmend senken Sie den Oberkörper langsam abrollend wieder zur Unterlage ab. Wiederholen Sie das Auf- und Abrollen 12- bis 15-mal. Nach einer Pause von etwa einer Minute starten Sie einen zweiten Durchgang.

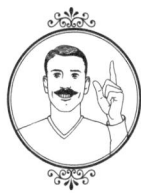

WERTVOLLES WISSEN!

Beim Abrollen des Oberkörpers kommen Sie nur in die unvollständige Ausgangsposition zurück und behalten stets eine minimale Muskelanspannung bei.

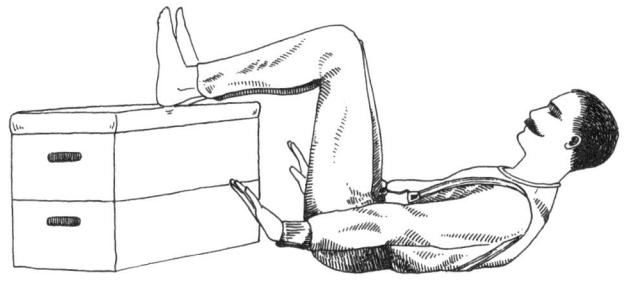

Umgekehrte Bauchpresse

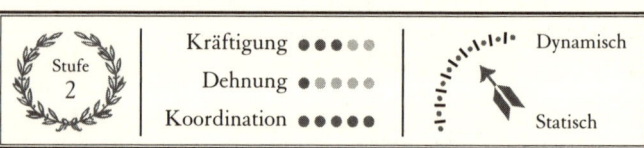

<table>
<tr><td rowspan="3">Stufe 2</td><td>Kräftigung ●●●●○</td></tr>
<tr><td>Dehnung ●●○○○</td></tr>
<tr><td>Koordination ●●●●○</td></tr>
</table>

Dynamisch / Statisch

Bei dieser Variante der Bauchpresse (siehe vorangegangene Seite) wird ein anatomisches Grundprinzip genutzt: Die gerade Bauchmuskulatur wird von ihrer anderen Seite aus geübt. Das kann vor einseitigen Muskelbeanspruchungen bewahren.

GESUNDHEIT
› verbessert die Beweglichkeit des Rumpfes, an der die geraden Bauchmuskeln beteiligt sind
› schützt die unter den Bauchmuskeln liegenden inneren Organe

SCHÖNHEIT
› ermöglicht die Bildung eines »Waschbrettbauches«
› strafft auch den unteren Bereich des Bauches sehr gut

AUSGANGSPOSITION
Begeben Sie sich in Rückenlage, und legen Sie Ihre Arme entspannt seitlich neben dem Körper ab. Heben Sie Ihre Beine so an, dass die Oberschenkel senkrecht und die Unterschenkel etwa waagrecht zum Boden stehen.

DURCHFÜHRUNG
Rollen Sie mit der Ausatmung Ihren Unterkörper auf, so dass sich die Oberschenkel dem Brustkorb annähern. Die Bewegung erfolgt allein durch die Kraft der Bauchmuskeln, das Becken

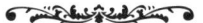

löst sich dabei vom Boden. Mit der Einatmung senken Sie den Unterkörper wieder ab, behalten jedoch eine gewisse Spannung der Bauchmuskeln bei. Wiederholen Sie, sooft Sie können.

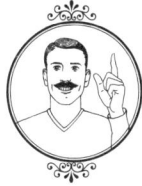

WERTVOLLES WISSEN!
Verändern Sie die Haltung von Ober- und Unterschenkeln während der Bewegung nicht. Versuchen Sie, die Arme nicht in den Boden zu pressen. Führen Sie die Übung mit einem langen Nacken durch (siehe Seite 16).

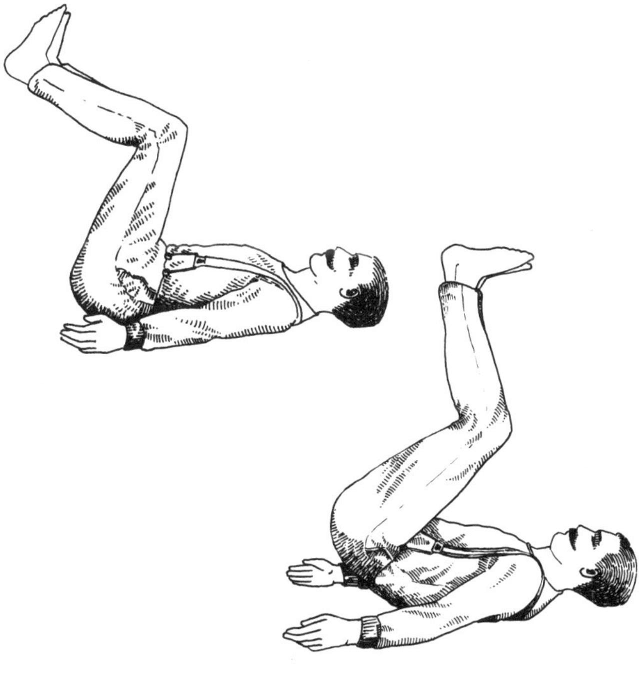

Rumpfstrecken in Bauchlage

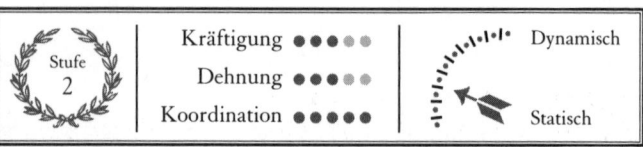

Stufe 2	Kräftigung ●●●○○	Dynamisch
	Dehnung ●●●○○	
	Koordination ●●●●●	Statisch

Das Rumpfstrecken in Bauchlage ist das Pendant zum Rumpfbeugen in Rückenlage (Bauchpresse, siehe Seite 82). Führen Sie stets beide Übungen durch, denn sonst könnte es zu einem Muskelungleichgewicht kommen.

Gesundheit
› kräftigt den Rückenstrecker
› stabilisiert die Wirbelsäule, besonders im Lendenbereich
› stärkt die Nackenmuskulatur

Schönheit
› sorgt für stattliche Muskelstränge rechts und links der Wirbelsäule
› macht das Gesäß klein und rund

Ausgangsposition
Legen Sie sich auf den Bauch, bringen Sie die Arme seitlich neben den Körper, stellen Sie die Zehenspitzen auf und strecken Sie die Beine durch.

Durchführung
Langsam und kontrolliert lösen Sie ausatmend Kopf und Brustkorb vom Boden und heben beides nach oben an. Heben Sie den Brustkorb jedoch nur so weit an, bis die Spitze Ihres Brustbeins vom Boden gelöst ist. Einatmend senken Sie Brust-

korb und Schulter wieder, lassen den Kopf dabei aber angehoben. Wiederholen Sie alles 10- bis 15-mal.

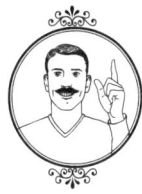

Wertvolles Wissen!

Achten Sie während der gesamten Übung auf einen langen Nacken. Versuchen Sie, Ihr Becken in den Boden zu drücken und diese Position beizubehalten.

Um die Lendenwirbel nicht über Gebühr zu strapazieren, sollten Sie einen Muskelschutz aufbauen, indem Sie Ihren Bauch einziehen.

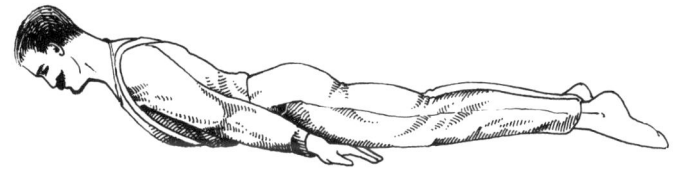

Rumpfstrecken im Kniestand

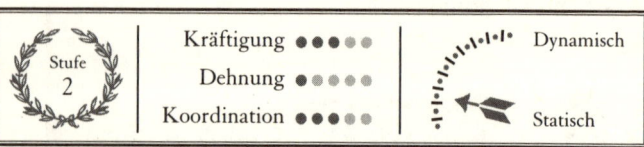

Im Kniestand lassen sich die rückenstreckenden Muskeln der Wirbelsäule hervorragend stärken. Die Bewegung unterstützt das im Alltag wichtige rückengerechte Bücken. Sie können die Übung im Verbund mit der Kniestreckung (siehe Seite 36) absolvieren und dadurch Zeit sparen.

GESUNDHEIT
› kräftigt die Rückenstrecker
› schult das Gleichgewicht und dehnt die Brustmuskeln

SCHÖNHEIT
› sorgt für eine aufrechte, aktive Haltung
› beugt abstehenden Schulterblättern vor

AUSGANGSPOSITION
Begeben Sie sich mit aufrechtem Oberkörper in den Kniestand (siehe Seite 36). Verschränken Sie die Arme hinter dem Kopf, und ziehen Sie die Ellbogen ohne Druck gegen den Kopf weit nach hinten.

DURCHFÜHRUNG
Neigen Sie während der kontrollierten Einatmung den Oberkörper so weit wie möglich nach vorne, während Sie Ihr Gesäß den Fersen annähern. Mit der Ausatmung gehen Sie dann langsam wieder zurück in die Ausgangsstellung. Wiederholen

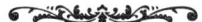

Sie dies 10- bis 15-mal. Fortgeschrittene absolvieren zusätzlich einen zweiten Durchgang.

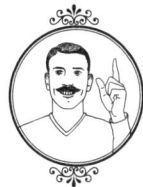

WERTVOLLES WISSEN!

Halten Sie den Rücken gerade, vermeiden Sie einen Rundrücken. Wenn Sie während der Übung Ihre Ellbogen nach hinten ziehen, erreichen Sie eine zusätzliche Dehnung der Brustmuskeln.

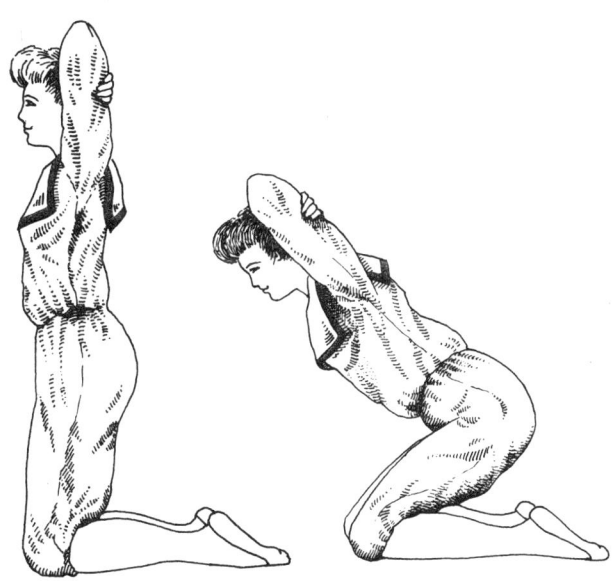

Unterarmstütz rücklings mit gestreckter Hüfte

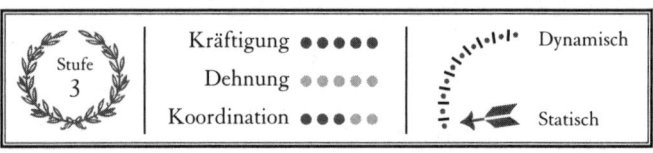

Stufe 3	Kräftigung ● ● ● ● ●	Dynamisch
	Dehnung ● ● ● ● ●	
	Koordination ● ● ● ● ●	Statisch

Bei diesem Stütz machen Sie sich steif und gerade wie ein Brett. Er ist das Pendant zum Unterarmstütz vorlings mit gestreckter Hüfte (siehe Seite 76).

Gesundheit
› kräftigt die oft schwachen Hüftstrecker
› stärkt die rückenstreckende Muskulatur
› stabilisiert das Schultergelenk

Schönheit
› formt die Gesäßmuskeln
› festigt die Waden
› strafft die Oberschenkel

Ausgangsposition
Legen Sie sich mit gestreckten, hüftbreit auseinandergehaltenen Beinen auf den Rücken, und stützen Sie Ihren Oberkörper auf den seitlich abgelegten Unterarmen ab. Ihre Ellbogen befinden sich senkrecht unter den Schultern.

Durchführung
Heben Sie nun Hüfte und Oberkörper so weit wie möglich nach oben und spannen Sie dabei das Gesäß kräftig an. Bleiben Sie in dieser Position zwei bis vier Atemzüge lang, und gehen

Sie dann für eine kleine Pause zurück in die Ausgangsstellung.
Als Einsteiger wiederholen Sie die Übung sechs- bis achtmal
und gehen danach gleich zur nächsten über. Fortgeschrittene
absolvieren einen zweiten Durchgang.

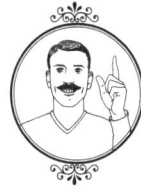

WERTVOLLES WISSEN!
*Halten Sie Ihre Beine im Kniegelenk stets ganz
leicht gebeugt, und ziehen Sie Ihre Füße zu sich
heran. Ihr Kopf bleibt in seiner natürlichen
Ausrichtung, indem Sie Ihren Blick in Richtung
Decke lenken.*

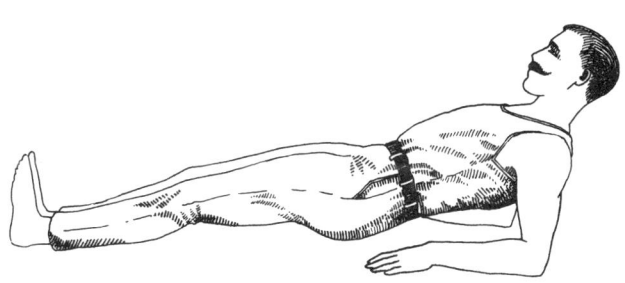

KATZENBUCKEL

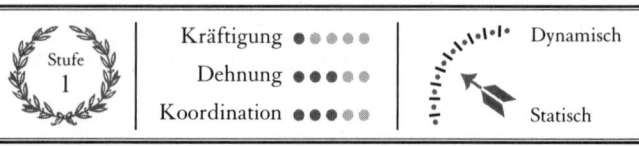

	Kräftigung ●●●○○	Dynamisch
Stufe 1	Dehnung ●●●○○	
	Koordination ●●●○○	Statisch

Die Übung verdankt ihren Namen der Tatsache, dass Katzen sich nach erholsamen Ruhepausen ausgiebig strecken und beugen. Daher haben diese possierlichen Vierbeiner eine optimal bewegliche Wirbelsäule.

GESUNDHEIT
› mobilisiert sanft die Wirbelsäule
› löst Verspannungen im Rücken

SCHÖNHEIT
› lässt den Rücken natürlicher wirken
› gibt der Wirbelsäule ihre typische Schwingung zurück
› gleicht einen zu runden oder zu flachen Rücken aus

AUSGANGSPOSITION
Gehen Sie in den Vierfüßlerstand (siehe Seite 18), stützen Sie also Ihre Hände direkt unter den Schultern und Ihre Knie direkt unter den Gesäßhälften auf.

DURCHFÜHRUNG
Rollen Sie Ihren Rücken ausatmend nach und nach ein, machen Sie sich so rund wie möglich. Halten Sie diese Position zwei Atemzüge lang, und gehen Sie dann langsam einatmend in die Ausgangsstellung zurück. Wiederholen Sie dies zwei bis drei Minuten lang.

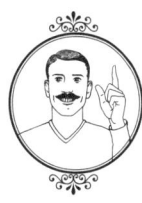
VARIANTE
Schwieriger: Beginnen Sie die Rundung im Bereich der Len-denwirbelsäule und setzen Sie diese von dort bis zur Halswir-belsäule fort. Gehen Sie entsprechend wieder zurück.

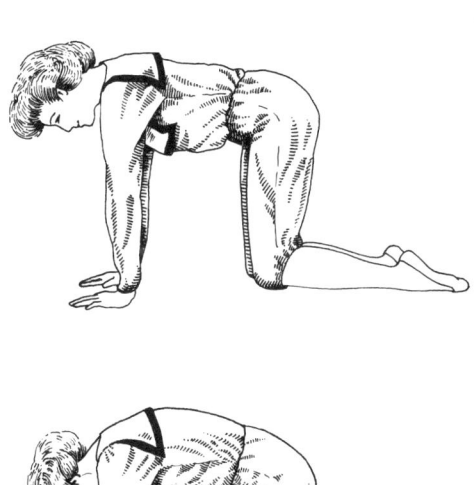

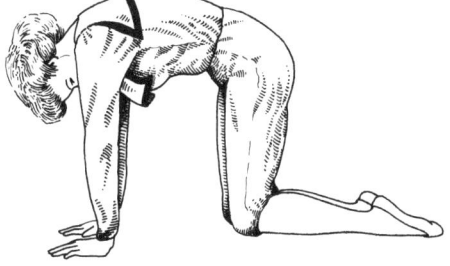

Diagonales Arm-Bein-Heben

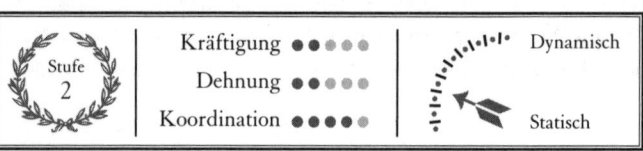

Stufe 2	Kräftigung ●●○○○		Dynamisch
	Dehnung ●●○○○		
	Koordination ●●●●○		Statisch

Dieser Klassiker eignet sich optimal, um die rückenstreckende Muskulatur zu formen und zu kräftigen. Ihre Haltung wird aufrechter und eleganter, die Wirbelsäule stabiler.

Gesundheit
› mobilisiert und kräftigt die Wirbelsäule
› stabilisiert intensiv die tiefliegenden Rückenmuskeln

Schönheit
› richtet die Wirbelsäule wieder auf und verbessert damit die Haltung
› strafft die Rückseite des Gesäßes

Ausgangsposition
Im Vierfüßlerstand (siehe Seite 18) bringen Sie die Schulter- und Handgelenke ebenso wie die Hüft- und Kniegelenke in eine Linie und verteilen Ihr Gewicht möglichst gleichmäßig auf alle vier »Pfeiler«.

Durchführung
Heben Sie ausatmend ein Bein und den entgegengesetzten Arm bis zur Waagrechten an und strecken Sie beide Gliedmaßen lang nach hinten beziehungsweise nach vorne aus. Drehen Sie den ausgestreckten Arm so, dass Ihr Daumen in Richtung Decke und die Fingerspitzen nach vorne zeigen. Halten Sie die

Position über eine Ein- und Ausatmung hinweg, und legen Sie dann Arm und Bein mit der darauffolgenden Einatmung wieder ab. Wechseln Sie nun die Seite. Wiederholen Sie die Übung acht- bis zehnmal auf jeder Seite.

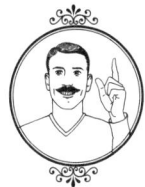

WERTVOLLES WISSEN!
Achten Sie darauf, dass sich Ihre Hüfte nicht verdreht, sondern immer gerade bleibt. Blicken Sie nach unten, verlängern Sie Ihren Nacken, um die Halswirbel nicht zu überstrecken.

VARIANTE
Schwieriger: Parallel zum Arm-Bein-Heben beugen Sie den Unterschenkel des stützenden Beins nach oben.

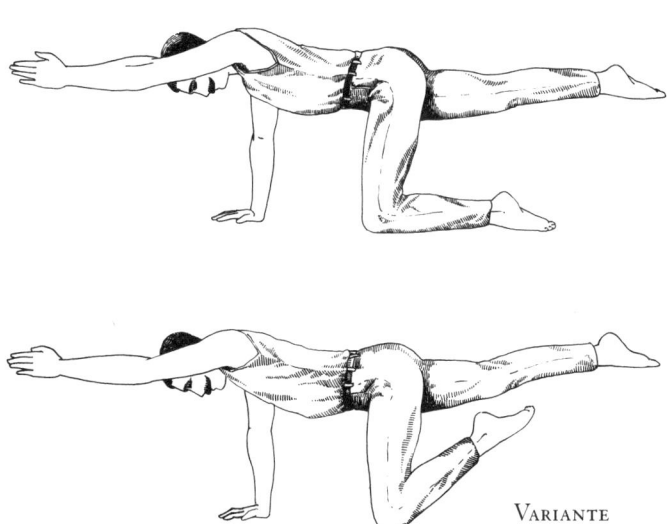

VARIANTE

Alternierendes Armstrecken

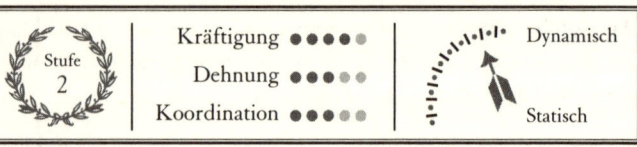

Stufe 2	Kräftigung ●●●●○	Dynamisch
	Dehnung ●●●○○	
	Koordination ●●●●○	Statisch

Diese Leibesübung erinnert an eine Hackbewegung und zeichnet sich durch ein relativ kleines Bewegungsausmaß sowie ein vergleichsweise hohes Tempo aus.

Gesundheit
› kräftigt kleine, tiefliegende Rückenmuskeln
› aktiviert den Kreislauf
› stärkt die Armmuskeln

Schönheit
› sorgt für lange, schlanke Rückenmuskeln
› festigt die Schultermuskulatur

Ausgangsposition
Aus dem aufrechten Stand neigen Sie den Oberkörper leicht nach vorne und strecken die Arme parallel zum Kopf aus. Die Daumen zeigen in Richtung Decke. Schieben Sie das Gesäß etwas nach hinten, so dass die natürliche Schwingung der Wirbelsäule erhalten bleibt.

Durchführung
Heben und senken Sie nun im Wechsel beide Arme, wobei die Bewegung kleinräumig ist. Die Hände sind höchstens etwas mehr als eine Handlänge voneinander entfernt. Atmen Sie die ganze Zeit ruhig ein und aus. Nach zwei bis vier Atemzügen

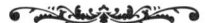

senken Sie die Arme für eine Pause von fünf oder sechs Sekunden ab und richten den Oberkörper auf.

Dann gehen Sie erneut in die Ausgangsposition zurück und beginnen von vorn. Machen Sie mindestens noch sechs Durchgänge. Könner absolvieren danach eine zweite Serie.

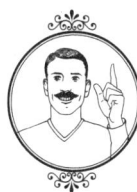

WERTVOLLES WISSEN!
Machen Sie einen langen Nacken (siehe Seite 16), und ziehen Sie die Schultern nach unten. Vermeiden Sie es, ins Hohlkreuz zu gehen.

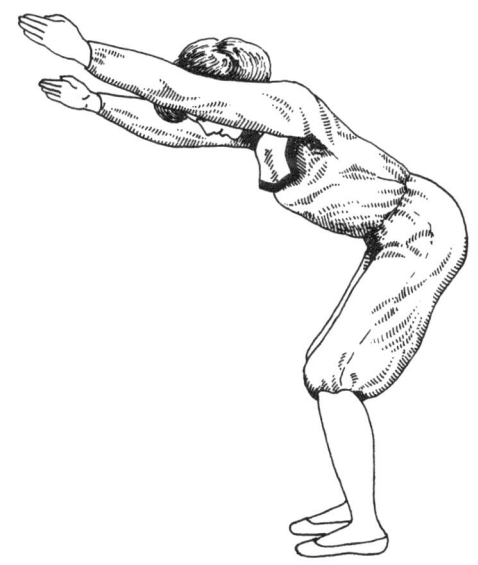

Liegestütz rücklings

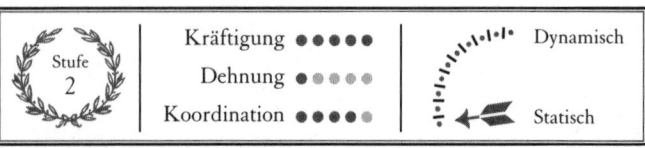

Stufe 2	Kräftigung ● ● ● ● ○	Dynamisch
	Dehnung ● ● ○ ○ ○	
	Koordination ● ● ● ● ○	Statisch

Diese Übung bietet die hervorragende Möglichkeit, einen Großteil der Muskulatur des Leibes mit nur einer Übung zu kräftigen; die Anforderungen an die Konzentration sind dabei hoch.

Gesundheit
› stabilisiert den ganzen Leib
› kräftigt die hüftstreckende Muskulatur, die für die Haltung des Beckens entscheidend ist

Schönheit
› strafft die Rückseite der Oberarme
› sorgt für einen flachen Bauch

Ausgangsposition
Plazieren Sie sich mit gestreckten Beinen auf den Boden (sogenannter Langsitz); die Hände stützen Sie ein paar Zentimeter hinter dem Gesäß ab, die Finger zeigen dabei in Richtung Füße. Öffnen Sie außerdem die Beine hüftbreit, und richten Sie den Rücken auf.

Durchführung
Heben Sie den Oberkörper, den Rumpf und die gestreckten Beine maximal nach oben an, bis Sie sich nur noch auf den Fersen und Händen abstützen. Ziehen Sie Ihren Bauchnabel nach innen und halten Sie den Stütz mindestens zwei Atemzüge

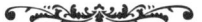

lang. Anschließend pausieren Sie kurz in der Ausgangsposition. Wiederholen Sie alles mindestens sechs- bis zehnmal.

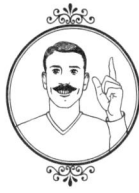

WERTVOLLES WISSEN!
Halten Sie Ihre Ellbogen bei der Durchführung leicht gebeugt, sie dürfen keinesfalls überstreckt werden. Sie sollten die Muskelanspannung in den Oberarmen stets deutlich spüren. Ziehen Sie Ihren Nacken in die Länge, und richten Sie Ihren Blick nach vorne oben zur Decke.

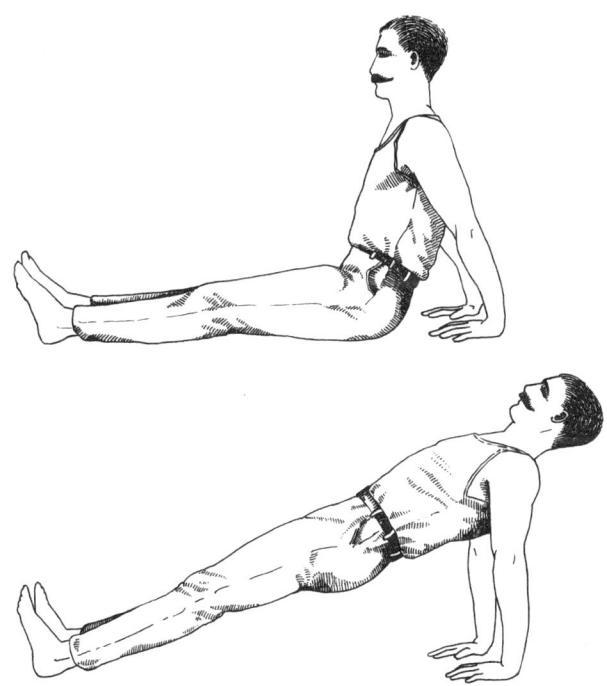

Rumpfheben (Tisch)

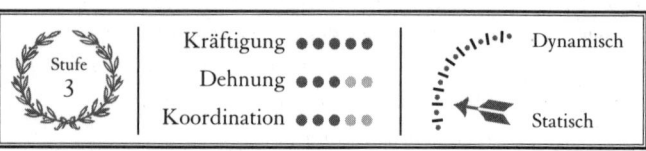

Stufe 3

Kräftigung ●●●●● Dynamisch
Dehnung ●●●●○
Koordination ●●●○○ Statisch

Diese Übung kennen Sie mit Sicherheit sehr genau, und zwar als »Brückenfangen« aus Kindertagen. Es ist dabei ganz wichtig, dass Sie ein Hohlkreuz vermeiden.

Gesundheit
› kräftigt die Muskeln, die das Becken aufrichten
› verbessert die Beweglichkeit der Handgelenke

Schönheit
› strafft die Gesäßmuskeln sowie die Oberschenkelrückseite
› stärkt die Oberarme sowie die Schultern

Ausgangsposition
Begeben Sie sich in den Langsitz wie bei der vorhergehenden Übung, stützen Sie die Hände hinter dem Gesäß ab, und beugen Sie die Beine rechtwinklig an.

Durchführung
Heben Sie die Hüfte nach oben an, bis der Rumpf und die Oberschenkel in einer geraden Ebene liegen. Den Kopf halten Sie in der natürlichen geraden Ausrichtung der Wirbelsäule; Sie machen einen langen Nacken. Bleiben Sie in dieser Position für drei bis vier Atemzüge, und machen Sie dann etwa zwei Atemzüge lang Pause, in der Sie in den Sitz zurückkehren. Führen Sie insgesamt sechs bis zehn Wiederholungen durch.

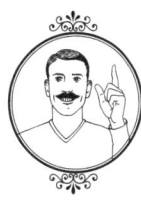

WERTVOLLES WISSEN!
Halten Sie die Arme im Ellbogengelenk in der Endposition leicht gebeugt und ziehen Sie die Schulterblätter zusammen. Die Knie sind die ganze Zeit über hüftbreit auseinander, sie dürfen nicht einknicken.

VARIANTEN
Leichter: Stützen Sie die Arme auf eine Erhöhung, beispielsweise auf eine Treppenstufe.
Schwieriger: Heben Sie ein Bein an und halten Sie es einen Atemzug lang gestreckt. Wechseln Sie dann zur anderen Seite.

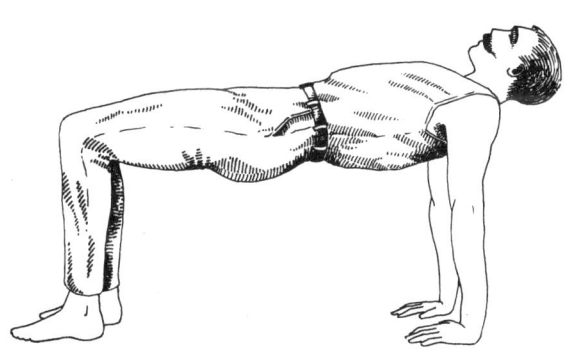

RUMPFVERWRINGUNG

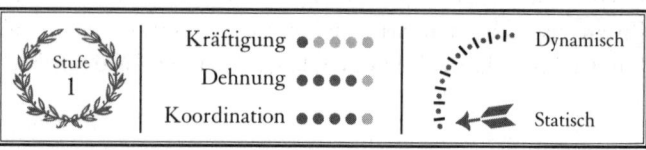

Stufe 1	Kräftigung ● ● ● ● ●		Dynamisch
	Dehnung ● ● ● ● ●		
	Koordination ● ● ● ● ●		Statisch

Durch die Verwringung sorgen Sie nicht nur für eine verbesserte Beweglichkeit im Bereich der Wirbelsäule, sondern Sie ziehen auch die schrägen Bauchmuskeln sanft in die Länge.

GESUNDHEIT
› lockert die tiefliegenden Rückenmuskeln
› sorgt für eine elastische Wirbelsäule

SCHÖNHEIT
› sorgt für einen schlanken Hals
› korrigiert vorgezogene Schultern

AUSGANGSPOSITION
Legen Sie sich mit aufgestellten Beinen auf den Rücken, und klemmen Sie sich eventuell ein Kissen, ein Handtuch oder einen kleinen Ball zwischen die Knie.

DURCHFÜHRUNG
Lassen Sie beide Knie zu einer Seite sinken und ziehen Sie sie so zu sich, dass die Oberschenkel etwa einen rechten Winkel mit dem Rumpf bilden. Legen Sie den seitengleichen Arm auf das oben plazierte Knie, und ziehen Sie Ihre Knie damit sanft in Richtung Boden.
Den anderen Arm strecken Sie diagonal nach oben zur anderen Seite aus; die Handfläche sollte in Richtung Decke zeigen.

Versuchen Sie, diesen Arm komplett am Boden abzulegen. Drehen Sie Ihren Kopf auf diese Seite, und blicken Sie zu Ihrem ausgestreckten Arm. Halten Sie die Position etwa 30 Sekunden bis anderthalb Minuten lang. Wechseln Sie die Seite.

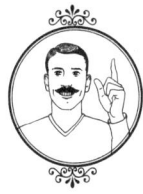

WERTVOLLES WISSEN!

Intensivieren Sie den Dehneffekt für die Bauchmuskeln, indem Sie Ihren Atem an die Stelle der stärksten Verwringung lenken. Achten Sie darauf, dass stets beide Schultern Kontakt zum Boden haben.

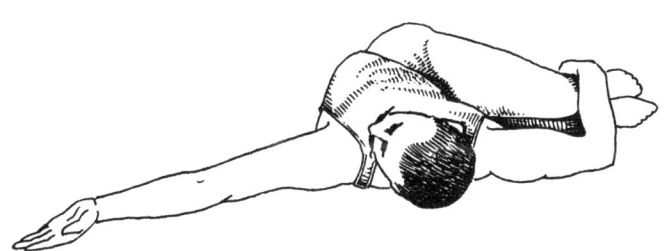

DREH-DEHN-LAGERUNG

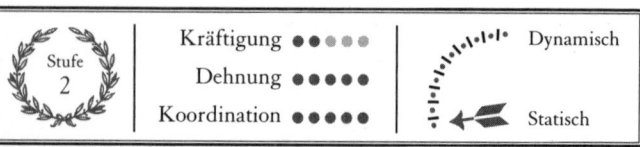

Stufe 2	Kräftigung ●●●○○	Dynamisch
	Dehnung ●●●●●	
	Koordination ●●●●○	Statisch

Diese Übung ist ein Klassiker zur Dehnung der tiefen Rücken-muskulatur und zur Entspannung. Sie wird auch im Yoga prakti-ziert. Die wohltuenden Effekte stellen sich allerdings erst nach einer gewissen Übungszeit ein. Es gilt also, nicht frühzeitig aufzugeben!

GESUNDHEIT
› entspannt die tiefliegende Rückenmuskulatur
› dehnt die oft vernachlässigte Brustmuskulatur

SCHÖNHEIT
› sorgt für einen freien, aufgerichteten Brustkorb
› verhindert Flügel-Schulterblätter

AUSGANGSPOSITION
Sie befinden sich in Rückenlage und legen Knie und Unter-schenkel eines Beins über das andere zu einer Seite ab. Achten Sie darauf, dass zwischen Unter- und Oberschenkel etwa ein Winkel von 90 Grad entsteht. Das andere Bein liegt gerade aus-gestreckt auf der Übungsmatte.

DURCHFÜHRUNG
Legen Sie die Hand des jeweils andersseitigen Arms auf Ihr Knie; wenn Sie beispielsweise Ihr linkes Bein gebeugt haben, nehmen Sie den rechten Arm. Den anderen Arm strecken Sie zur Seite aus und versuchen, ihn auf dem Boden abzulegen.

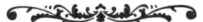

Drehen Sie den Kopf in Richtung des ausgestreckten Arms. Halten Sie die Position für etwa 30 Sekunden bis anderthalb Minuten. Wechseln Sie dann die Seite.

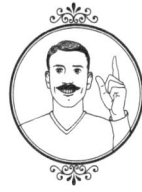 **WERTVOLLES WISSEN!**
Meist gelingt es nicht, Knie sowie Arm gleichzeitig auf dem Boden abzulegen. Der Arm, beziehungsweise die Schulter, hat dabei Vorrang. Eventuell müssen Sie Ihr Knie leicht vom Boden lösen, um Ihren Arm komplett ablegen zu können.
Drehen Sie den ausgestreckten Arm so, dass die Handfläche in Richtung Decke zeigt. Das verstärkt die Dehnwirkung im Bereich des Schultergelenks.

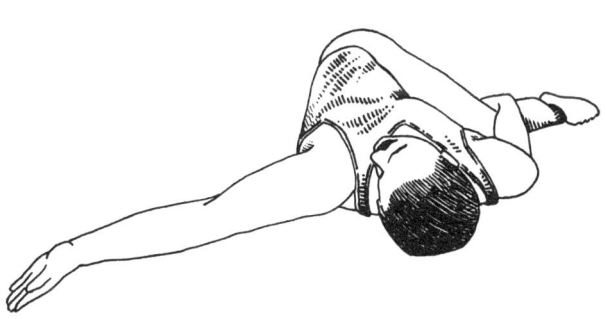

Rückenentspannung

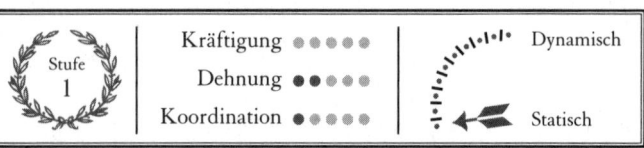

Stufe 1	Kräftigung ●●●●●	Dynamisch
	Dehnung ●●●●●	
	Koordination ●●●●●	Statisch

Die Entspannungsdehnung, die ebenfalls eine weithin beliebte Yogaübung darstellt, ist sehr angenehm und leicht durchzuführen. Nutzen Sie sie als ruhigen Ausklang nach einer schweißtreibenden Übungseinheit.

Gesundheit
› entspannt den Rücken
› bringt den Körper zur Ruhe

Schönheit
› beruhigt die Nerven
› revitalisiert und erfrischt Leib und Seele

Ausgangsposition
Gehen Sie in den Fersensitz (siehe Seite 36), indem Sie Ihr Gesäß auf den Füßen plazieren, die mit dem Spann nach unten auf dem Boden liegen.

Durchführung
Neigen Sie Ihren Oberkörper zur Unterlage, und strecken Sie die Arme lang nach vorne; die Handflächen berühren den Boden. Blicken Sie gerade nach unten oder schließen Sie die Augen. Versuchen Sie nun, den Rücken und den Schultergürtel in die Länge zu ziehen, indem Sie mit Ihren Fingerspitzen auf dem Boden nach vorne »krabbeln«. Wenn kein weiteres

Krabbeln mehr möglich ist, halten Sie die Bewegung, solange sie Ihnen wohltut. Das können ruhig mehrere Minuten sein.

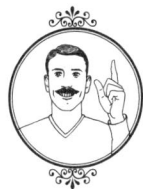

WERTVOLLES WISSEN!
Lassen Sie Ihre Füße ganz gerade und parallel zueinander. Versuchen Sie, sich in der Dehnposition allein auf Ihre Atmung zu konzentrieren, und machen Sie lange Atemzüge: Einatmen, Atempause, Ausatmen, Atempause, Einatmen und so weiter.

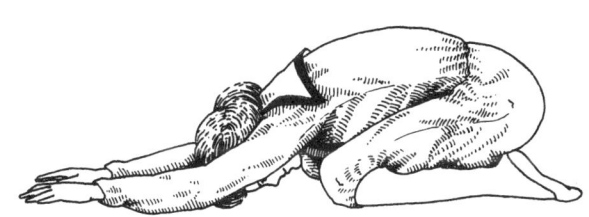

Oberarmkräftigung

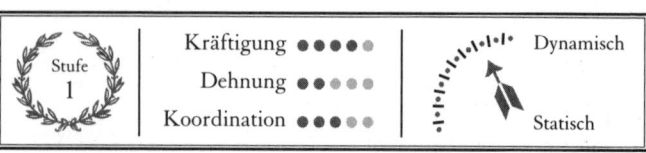

Diese Übung geht auf den Stütz im Barrenturnen zurück. Bis heute wird sie hauptsächlich an zwei Holmen durchgeführt.

Gesundheit
› verbessert die Beweglichkeit der Schulter
› stärkt zusätzlich die Schulter- und Brustmuskulatur

Schönheit
› festigt die oft weiche Rückseite des Oberarms
› formt eine straffe Brustmuskulatur

Ausgangsposition
Beugen Sie aus dem Stand heraus Ihre Knie, und stützen Sie sich mit aufgerichtetem Oberkörper rücklings an einer Stuhl-kante oder Ähnlichem ab. Umschließen Sie die Kante mit Ihren Fingern. Es sollte etwas mehr als ein rechter Winkel zwi-schen den Ober- und Unterschenkeln entstehen.

Durchführung
Nähern Sie das Gesäß dem Boden an, so als würden Sie sich hinsetzen; beugen Sie dabei die Ellbogen. Am Umkehrpunkt, wenn die Oberarme etwa waagrecht stehen, strecken Sie die Arme wieder, bis Sie die Ausgangsposition erreichen. Jetzt können Sie zusätzlich versuchen, die Schultern nach unten zu ziehen, was diese enorm kräftigt.

Wiederholen Sie alles mindestens zwölfmal, Fortgeschrittene und Könner machen einen zweiten Durchgang.

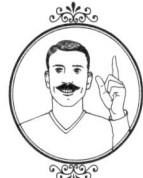

WERTVOLLES WISSEN!
Versuchen Sie die ganze Zeit über, die Schultern hinten und das Brustbein angehoben zu lassen.

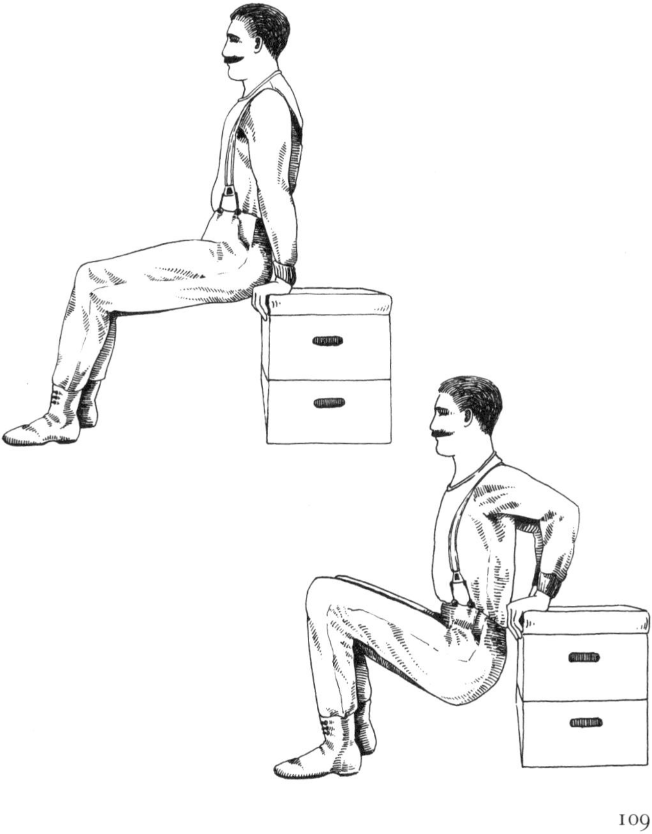

WANDLIEGESTÜTZ

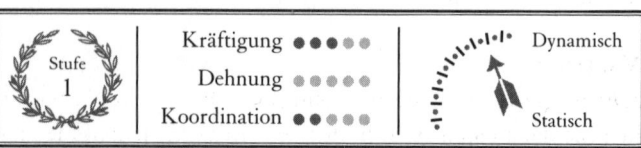

Stufe
1

Kräftigung ●●●●○
Dehnung ●●●●●
Koordination ●●●○○

Dynamisch

Statisch

Der Wandliegestütz dient als Vorübung für den klassischen Liege-stütz (siehe Seite 118). Durch die aufrechte Position des Körpers ist deutlich weniger Muskelarbeit nötig, um die Arme zu beugen und zu strecken. Probieren Sie ruhig einmal unterschiedliche Hand-positionen aus.

GESUNDHEIT
› übt die Schultermuskeln
› vermag damit Schulterschmerzen vorzubeugen

SCHÖNHEIT
› formt die Brustmuskeln
› strafft die Arme

AUSGANGSPOSITION
Stellen Sie sich aufrecht hin, die Beine sind schulterbreit aus-einander, die Arme strecken Sie nach vorne aus, so dass die Handflächen die Wand gerade noch berühren.

DURCHFÜHRUNG
Spannen Sie Ihren gesamten Körper an, und beugen Sie die Arme, so dass sich Ihr Körper der Wand nähert, bis Ihr Gesicht unmittelbar vor der Wand ist. Strecken Sie Ihre Arme nun wieder, während Sie mittels Körperspannung kräftig dagegen-halten. Dann beugen Sie die Arme erneut. Beim Beugen der

Arme atmen Sie ein, beim Strecken aus. Wiederholen Sie dies mindestens 15-mal.

VARIANTE
Schwieriger: Führen Sie die Übung einarmig durch. Verschränken Sie dazu einen Arm hinter dem Rücken; achten Sie ganz besonders auf eine hohe Körperspannung.

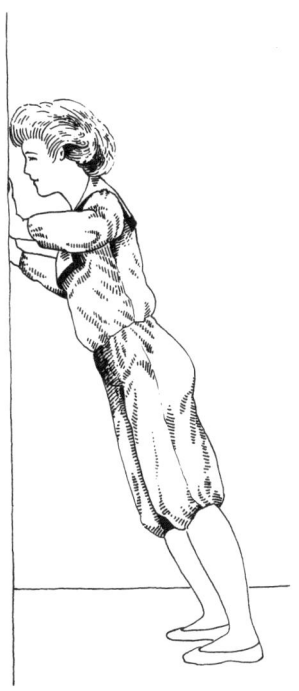

GESUNDHEITSLIEGESTÜTZ

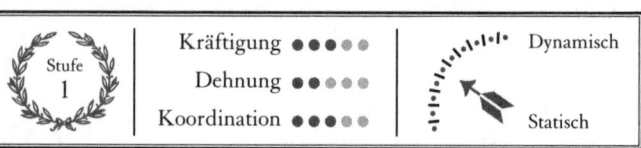

Stufe 1	Kräftigung ●●●●○	Dynamisch
	Dehnung ●●○○○	
	Koordination ●●●○○	Statisch

Die Bezeichnung Gesundheitsliegestütz ist trügerisch, denn diese Übung ist weder einfach noch bloß auf die Gelenkgesundheit abzielend. Einsteiger könnten sich mit dem klassischen Liegestütz (siehe Seite 118) allerdings überfordern und sollten sich deshalb an diese Übung sowie an die auf der nächsten Seite halten.

GESUNDHEIT
› kräftigt die obere Rumpfmuskulatur
› stärkt Bauch und Rücken sehr gut

SCHÖNHEIT
› strafft die Oberarmrückseite
› formt die Brust- und Schultermuskeln

AUSGANGSPOSITION
Begeben Sie sich in den Vierfüßlerstand, und halten Sie den Rücken gerade (siehe Seite 18). Die Hände stützen Sie ein bis zwei Handbreit weiter als schulterweit auf dem Boden ab, die Beine sind hüftbreit auseinander.

DURCHFÜHRUNG
Senken Sie einatmend den Oberkörper durch langsames Beugen der Arme so weit ab, bis sich die Ellbogen auf Höhe der Schultern befinden. Drücken Sie sich dann durch Strecken der Arme wieder zurück nach oben.

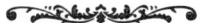

Wiederholen Sie dies mindestens 15-mal, und pausieren Sie maximal zwei Minuten. Absolvieren Sie dann noch einen weiteren Durchgang.

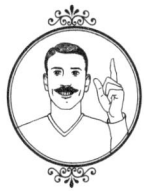

WERTVOLLES WISSEN!
Bewegen Sie nur die Arme, der Rücken ist gerade und regungslos. Ziehen Sie in der Ausgangsstellung die Schulterblätter zueinander.

VARIANTE
Leichter: Drücken Sie sich früher wieder nach oben, strecken Sie also die Arme bereits ein gutes Stück vor Erreichen der Endposition.

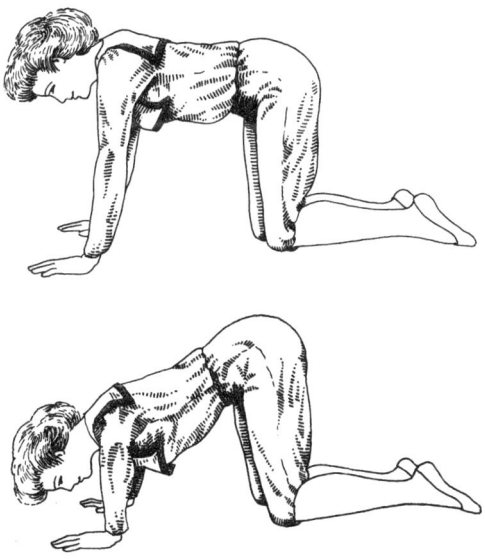

EINSTEIGER-LIEGESTÜTZ

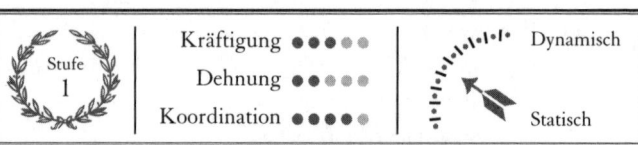

Stufe 1	Kräftigung ●●●●○	Dynamisch
	Dehnung ●●○○○	
	Koordination ●●●●○	Statisch

Diese Übung dient der Ganzkörperstabilisation und -kräftigung; sie ist auch von sportlichen Anfängern nach kurzer Zeit meist gut zu bewältigen. Achten Sie bei aller Übungseuphorie auf eine gleichmäßige Atmung.

GESUNDHEIT
› stabilisiert hervorragend den Rumpf
› festigt die Schultergelenke

SCHÖNHEIT
› formt die gesamte Taillenregion
› entwickelt die Brustmuskeln

AUSGANGSPOSITION
Begeben Sie sich in den Vierfüßlerstand (siehe Seite 18). Stützen Sie Ihre Hände direkt unter den Schultern und Ihre Knie direkt unter den Gesäßhälften ab. Ihre Füße sollten mit dem Spann nach unten aufliegen.

DURCHFÜHRUNG
Lösen Sie beide Knie vom Boden, und heben Sie sie ein paar Zentimeter nach oben. Halten Sie die Position etwa zwei bis vier Atemzüge lang, und gehen Sie dann für zirka zwei Atemzüge zurück in die Ausgangsposition. Wiederholen Sie alles acht- bis zehnmal.

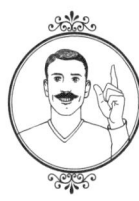

WERTVOLLES WISSEN!

Machen Sie einen langen Nacken, indem Sie eine Art Doppelkinnhaltung einnehmen. Heben Sie die Knie senkrecht nach oben an, vermeiden Sie starke Gewichtsverlagerungen von den Armen auf die Beine und umgekehrt. Als Zusatzeffekt für die Brustmuskeln ziehen Sie in der Endposition die Arme ohne Ortsveränderung zueinander. Eine noch bessere Rumpfstabilisation erreichen Sie, wenn Sie auf einer weichen Unterlage (z. B. im Bett) üben.

VARIANTEN

Leichter: Heben Sie die Knie jeweils mit der Einatmung an, und senken Sie sie mit der nächsten Ausatmung wieder ab.
Schwieriger: Verändern Sie die Ausgangsposition zunächst so, dass die Zehen aufgestellt sind. Heben Sie dann in der Endposition zusätzlich einen Fuß wenige Zentimeter an.

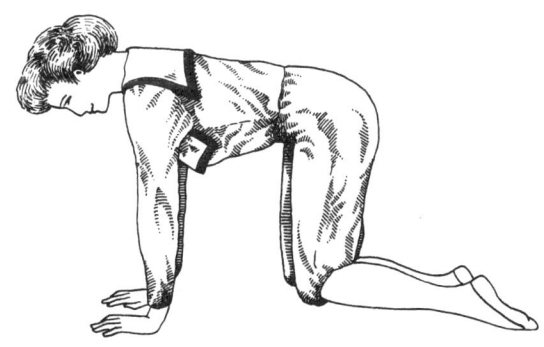

STATISCHER LIEGESTÜTZ

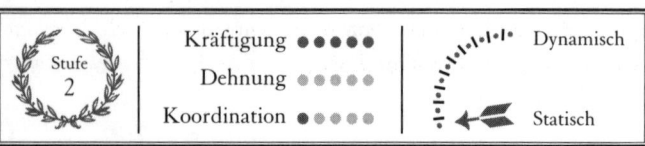

Stufe 2	Kräftigung ●●●●●		Dynamisch
	Dehnung ●○○○○		
	Koordination ●●○○○		Statisch

Diese ist die statische Version einer der bekanntesten und beliebtesten Leibesübungen. Die Position wird mehrere Sekunden gehalten; die Muskulatur zieht sich dabei isometrisch zusammen, das heißt, die Längenausdehnung der Muskeln bleibt auch im angespannten Zustand unverändert.

GESUNDHEIT
› stärkt die gesamte vordere Rumpfmuskulatur
› stabilisiert die Schultergelenke

SCHÖNHEIT
› kräftigt die vorderen und seitlichen Schultermuskeln
› formt die Oberschenkelvorderseite

AUSGANGSPOSITION
Sie nehmen einen leicht nach vorne und nach hinten verlängerten Vierfüßlerstand (siehe Seite 18) ein und stellen Ihre Füße auf die Zehen.

DURCHFÜHRUNG
Wandern Sie mit den Füßen nach hinten, bis die Zehenspitzen aufgestellt und die Beine fast komplett gestreckt sind. Behalten Sie eine leichte Beugung in den Knie- und Ellbogengelenken bei, während Sie über zwei bis vier Atemzüge in dieser Position bleiben.

Zur Erholung gehen Sie für zwei Atemzüge zurück in den Vierfüßlerstand, dann beginnen Sie von vorne. Machen Sie insgesamt sechs bis zehn Durchgänge.

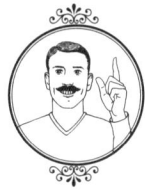 **WERTVOLLES WISSEN!**
Machen Sie einen langen Nacken, und blicken Sie nach unten zum Boden. Drücken Sie das Gesäß nicht zu sehr nach oben, aber lassen Sie es auch nicht nach unten durchhängen – eine stabile Körpermitte ist hier von Bedeutung (siehe Seite 17). Ziehen Sie außerdem die Schultern nach unten.

VARIANTE
Schwieriger: Heben Sie zusätzlich ein Bein nach oben an.

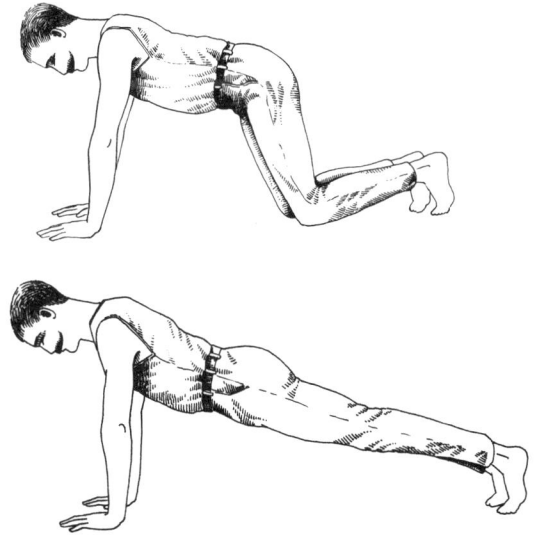

Klassischer Liegestütz

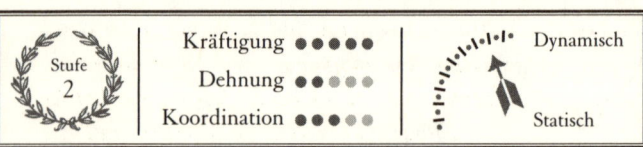

Stufe 2		
Kräftigung	●●●●●	Dynamisch
Dehnung	●●●●●	
Koordination	●●●●●	Statisch

Die aus dem Turnen stammende Stützposition ist in ihrer dynamischen Variante eine zu Recht weithin bekannte, aber körperlich höchst anspruchsvolle Kräftigungsübung.

Gesundheit
› stabilisiert die Schultergelenke
› erfordert von den Bauch- und Rückenmuskeln eine enorme Haltearbeit

Schönheit
› sorgt für eine muskulöse Front des Oberkörpers
› kräftigt die Brustmuskeln und den Trizeps des Oberarms

Ausgangsposition
Nehmen Sie den Vierfüßlerstand (siehe Seite 18) ein. Wandern Sie mit den Füßen nach hinten, bis die Zehenspitzen aufgestellt und die Beine komplett gestreckt sind.

Durchführung
Senken Sie Ihren Körper durch Beugen der Arme so weit herab, bis sich die Schultern auf Höhe der Ellbogen befinden; atmen Sie dabei ein. Strecken Sie nun die Arme, bis die Ausgangsposition wieder erreicht ist; dabei atmen Sie aus.
Wiederholen Sie dies mindestens 15-mal. Falls Sie es nicht schaffen, wechseln Sie zur leichteren Variante.

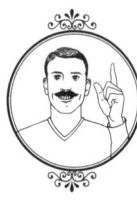

WERTVOLLES WISSEN!

Halten Sie Ihre Arme in der Ausgangsposition stets ein wenig gebeugt; dabei sollten Sie eine leichte Anspannung der Armmuskeln spüren. Senken Sie den Körper höchstens bis auf Höhe der Ellbogen ab. Halten Sie den Rücken die ganze Zeit gerade und versuchen Sie, ein Hohlkreuz zu vermeiden.

VARIANTEN

Leichter: Plazieren Sie Ihre Hände auf einer Erhöhung, z. B. einer Treppenstufe.
Schwieriger: Legen Sie Ihre Füße auf eine Erhöhung.

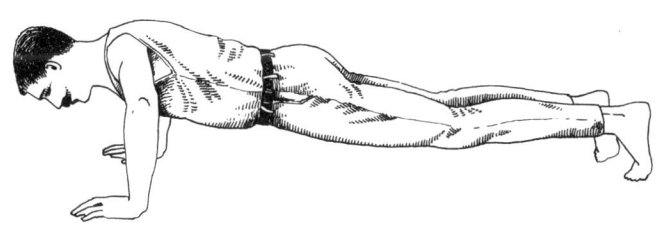

WANDDRÜCKER

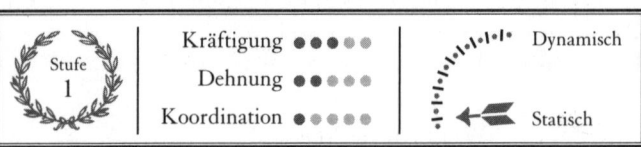

Stufe 1	Kräftigung ●●●●○	Dynamisch
	Dehnung ●●●○○	
	Koordination ●○○○○	Statisch

Das Pendant zum Wandliegestütz (siehe Seite 110) ist hervorragend geeignet, um Haltungsschäden, die durch eintönige Arbeit am Schreibtisch entstanden sind, auszugleichen und vorzubeugen.

GESUNDHEIT

› reguliert ein Ungleichgewicht zwischen Brust- und Schultermuskeln
› verbessert die Haltung der Schulterblätter

SCHÖNHEIT

› verhindert unvorteilhafte Flügel-Schulterblätter
› formt die Schulterrückseite sowie die Oberarme

AUSGANGSPOSITION

Stellen Sie sich rücklings an eine Wand, und spreizen Sie Ihre Oberarme so ab, dass diese fast waagrecht an die Wand gedrückt sind. Ihre Unterarme zeigen gerade nach vorne, die Beine sind etwa hüftbreit geöffnet.

DURCHFÜHRUNG

Tippeln Sie nach vorn, bis Ihre Füße eine (leichtere Variante) bis zwei (schwierigere Variante) Fußlängen von der Wand entfernt sind. Drücken Sie nun kräftig mit den Ellbogen gegen die Wand, so als wollten Sie sich möglichst weit davon entfernen. Verharren Sie in dieser Position über zwei bis vier Atemzüge

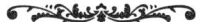

hinweg. Achten Sie dabei auf eine gerade Haltung und eine gute Körperspannung! Wiederholen Sie alles nach einer kurzen Pause etwa achtmal.

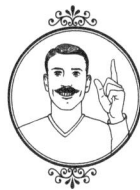

WERTVOLLES WISSEN!
Versuchen Sie, Ihre Schultern nach unten in Richtung Füße zu ziehen. Formen Sie ein leichtes Doppelkinn, dies sorgt für einen langen Nacken.

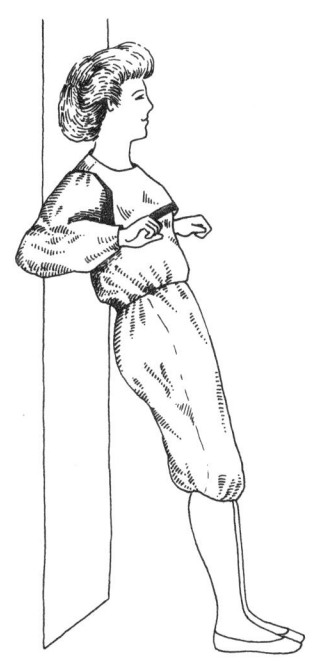

Armseitzüge

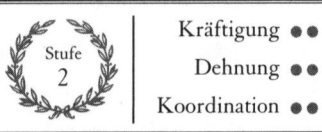

Stufe 2

Kräftigung ● ● ● ● ●
Dehnung ● ● ● ● ●
Koordination ● ● ● ● ●

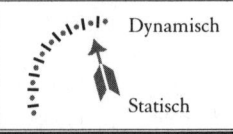

Dynamisch

Statisch

Bei dieser Übung, für die Sie ein Handtuch benötigen, werden Sie schnell merken, wie schwach Ihre Muskulatur im Bereich des Schultergürtels ist. Zunächst müssen Sie sich möglicherweise ziemlich anstrengen. Die Mühe wird sich jedoch rasch bezahlt machen!

Gesundheit
› kräftigt die Schultergürtelmuskeln
› stärkt den Rückenstrecker

Schönheit
› harmonisiert hervorstehende Schulterblätter
› wirkt einem Rundrücken entgegen
› formt das Gesäß

Ausgangsposition
In der Bauchlage stellen Sie die Füße auf die Zehenspitzen und strecken die Knie. Sie heben Oberkörper und Kopf leicht nach oben an und richten Ihren Blick nach vorne unten. Nun strecken Sie beide Arme etwas mehr als schulterbreit nach vorne aus; anschließend umgreifen Sie mit beiden Händen ein Handtuch, wobei die Handflächen zum Boden zeigen.

Durchführung
Sie heben einatmend die fast komplett gestreckten Arme nach oben, ziehen ausatmend das Handtuch auseinander und sen-

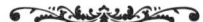

ken gegen Ende der Ausatmung die gestreckten Arme wieder
ab. Wiederholen Sie dies 10- bis 15-mal.

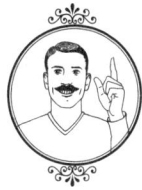

WERTVOLLES WISSEN!
*Heben Sie die Arme bei der Durchführung
nur im Schultergelenk nach oben, der Brustkorb bleibt wie in der Ausgangsposition und
geht nicht mit. Ziehen Sie die Schultern in
Richtung Füße.
Bei Lendenwirbelsäulenproblemen bitte von
dieser Übung absehen! Wenn Sie über ein gutes
Körpergefühl verfügen, können Sie vorbeugend
versuchen, den Bauchnabel nach innen zu
ziehen; dadurch ergibt sich ein Schutz für die
Wirbelsäule.*

VARIANTEN
Leichter: Halten Sie die Arme gebeugt.
Schwieriger: Greifen Sie das Handtuch enger als schulterbreit,
und heben Sie die Arme höher an.

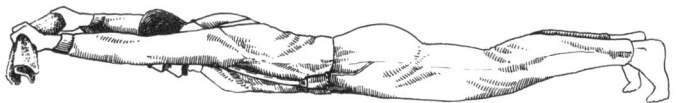

RUTSCHHALTE

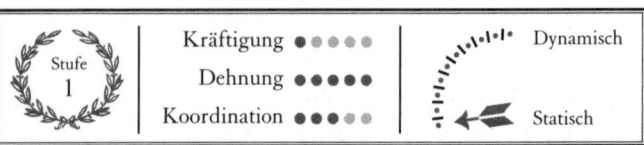

Die Rutschhalte ist auch im Tierreich sehr beliebt. Raub- und andere Katzen sind nach einem erholsamen Nickerchen häufig in dieser Position zu sehen.

GESUNDHEIT
› mobilisiert und streckt die obere Wirbelsäule
› beugt Schulterschmerzen vor

SCHÖNHEIT
› sorgt für lange und flexible Muskeln im Brustbereich
› verhindert einen unschönen Rundrücken

AUSGANGSPOSITION
Strecken Sie im Vierfüßlerstand (siehe Seite 18) beide Arme etwas weiter als schulterweit nach vorne, und legen Sie die Handflächen auf dem Boden ab.

DURCHFÜHRUNG
Schieben Sie Ihr Gesäß in die Höhe, und ziehen Sie Schultern und Brustkorb nach unten. Halten Sie die Position, solange sie für Sie eine Wohltat ist, mindestens aber 30 Sekunden. Lösen Sie die Dehnposition am besten auf, indem Sie mit den Handflächen am Boden zurückstreichen, bis Sie im Fersensitz (siehe Seite 36) angekommen sind. Nun richten Sie sich langsam auf und lockern Ihre Schultern.

Fortgeschrittene wiederholen dies nach einer kurzen Pause noch einmal.

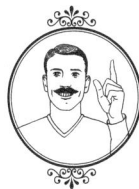

WERTVOLLES WISSEN!
Versuchen Sie, die Arme fast ganz gestreckt zu lassen, und machen Sie ein leichtes Doppelkinn. Sie können Ihre Stirn auf dem Boden ablegen, wenn Ihre Beweglichkeit dies zulässt.

VARIANTE
Schwieriger: Legen Sie die gestreckten Arme seitlich ab.

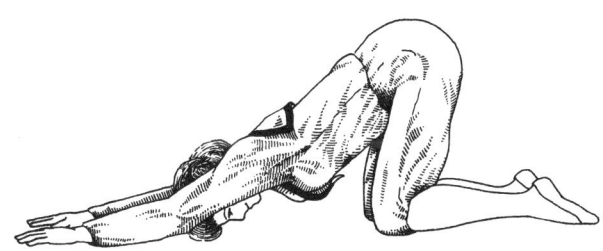

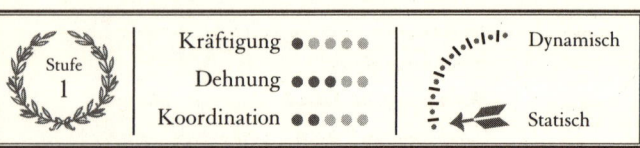

Armstrecken in Vorneige

Stufe 1	Kräftigung ●●●●●	Dynamisch
	Dehnung ●●●●●	
	Koordination ●●●●●	Statisch

Diese Übung bringt schnell und spürbar mehr Kraft für Leib und Seele. Sie kann hervorragend auch außerhalb einer reinen Übungseinheit durchgeführt werden, beispielsweise als Ersatz für die morgendliche Tasse Kaffee. Ein bedächtiges Übungstempo ist hier sehr zu empfehlen.

Gesundheit
› streckt die Armmuskulatur
› dehnt die Schultern

Schönheit
› erfrischt und vitalisiert Leib und Seele
› sorgt für ein gesundes Aussehen

Ausgangsposition
Verschränken Sie im aufrechten Stand mit leicht gebeugten Knien die Arme hinter dem Rücken, und umschließen Sie Ihre Hände so, wie es bequem für Sie ist.

Durchführung
Heben Sie die Arme hinter dem Rücken möglichst hoch. Wenn Sie die Arme nicht weiter anheben können, gehen Sie etwas stärker in die Knie und beugen sich nach vorne. Bleiben Sie mindestens 30 Sekunden lang in der Dehnposition, und richten Sie sich dann langsam wieder auf.

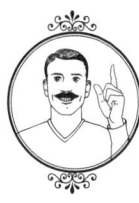

WERTVOLLES WISSEN!

Versuchen Sie in der Endposition, Ihre Arme noch etwas weiter anzuheben, um den Dehneffekt zu erhöhen.

Doch Vorsicht: Gymnastiktreibende mit Bluthochdruck sollten von dieser Übung Abstand nehmen!

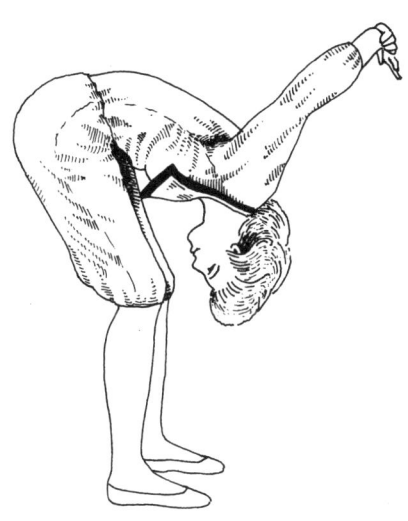

BRUSTKORBDEHNUNG

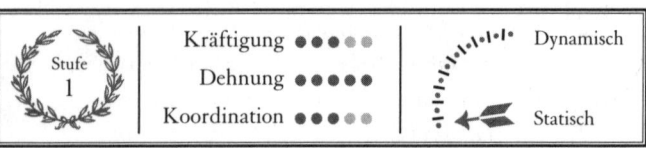

Stufe 1	Kräftigung ●●●●○ Dynamisch
	Dehnung ●●●●●
	Koordination ●●●○○ Statisch

Diese Übung ist der ideale Ausgleich zu den Liegestützen! Die Brustkorbdehnung verbessert zwar hauptsächlich die Flexibilität im Bereich der Brustmuskulatur, stärkt aber nebenbei auch die Schultergürtelmuskeln.

GESUNDHEIT
› vermag die Beweglichkeit des Schultergelenks zu verbessern
› kann Nackenverspannungen lösen

SCHÖNHEIT
› rückt stark nach vorn gezogene Schultern wieder zurecht
› zieht abstehende Schulterblätter zurück zum Brustkorb

AUSGANGSPOSITION
Sie gehen in den Fersensitz (siehe Seite 36) – mit aufrechtem Rücken – und legen die ineinander verschränkten Finger an Ihren Hinterkopf. Die Ellbogen halten Sie etwa auf Gesichtshöhe.

DURCHFÜHRUNG
Machen Sie zunächst ein leichtes Doppelkinn, um Ihren Nacken in eine günstige Haltung zu bringen. Ziehen Sie nun Ihre Ellbogen so weit wie möglich nach hinten. Halten Sie diese Position etwa 20 bis 30 Sekunden lang. Schütteln Sie anschließend Ihre Arme ein wenig aus, bevor Sie einen zweiten Durchgang absolvieren.

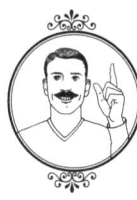

WERTVOLLES WISSEN!
Üben Sie keinen Druck gegen Ihren Hinterkopf aus, Ihre Hände sollten den Kopf nur leicht berühren. Ziehen Sie Ihre Schultern nach unten in Richtung Gesäß, und vermeiden Sie ein Hohlkreuz.

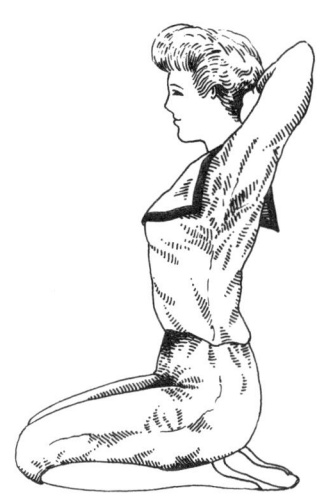

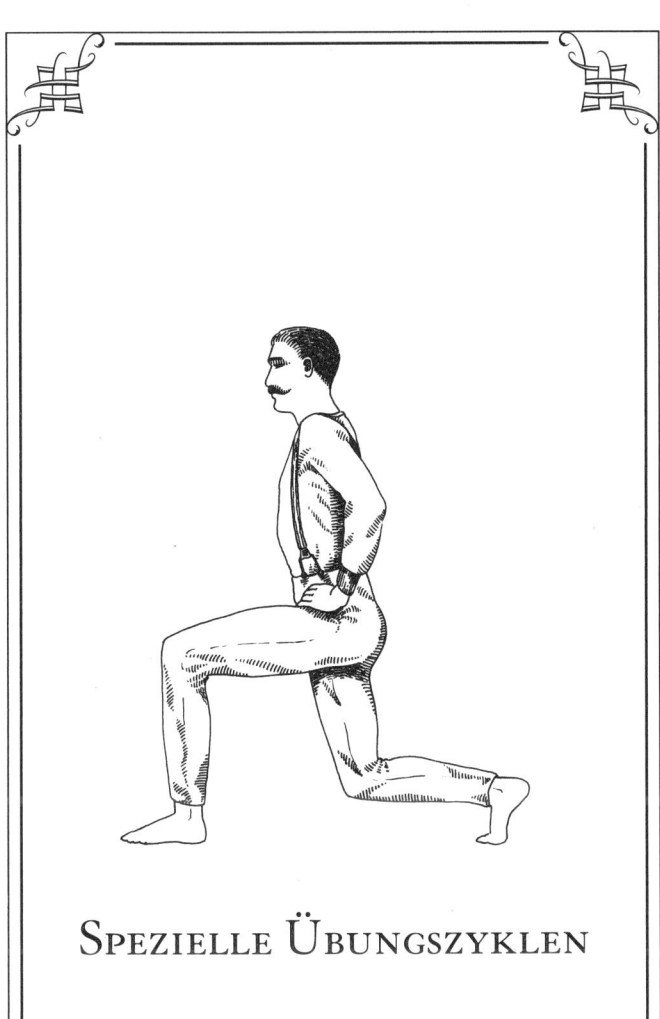

SPEZIELLE ÜBUNGSZYKLEN

Hinweise zu den Übungszyklen

Die Übungszyklen eignen sich in erster Linie für all diejenigen, die sich bisher noch nicht mit Leibesübungen beschäftigt haben und am liebsten sofort beginnen möchten. Wenn Sie, werter Leser, sich schon einige Zeit sportlich betätigen, betrachten Sie die Vorschläge ab Seite 135 einfach als Basis, von der aus Sie weitermachen. Natürlich können Sie sich auch als Fortgeschrittener ausschließlich nach den Übungszyklen richten, diese jedoch, falls Ihnen das mehr behagt, ergänzen oder einzelne Elemente austauschen.

Sie sollten jedoch beherzigen, dass eine ausgewogene Mischung die Grundlage für einen gesunden Erfolg ist, ergo gilt es, in jede Übungseinheit sowohl Kräftigungs- als auch Dehnübungen einzubauen. Außerdem empfiehlt es sich, unterschiedliche Muskelgruppen anzusprechen. Auf eine Übung für die Oberschenkelvorderseite beispielsweise sollte eine Übung für die Oberschenkelrückseite folgen.

Bei den folgenden Vorschlägen sind diese Prinzipien bereits berücksichtigt.

Wie oft darf geübt werden?

Alle Kräftigungsprogramme eignen sich für eine ein- bis dreimalige Anwendung in der Woche. Als Neuling der Gymnastik sollten Sie in den ersten vier bis sechs Wochen mit einem wöchentlich einmaligen Gewöhnungsüben beginnen und sich dann auf zwei- bis dreimal (Fortgeschrittene) steigern.

Ganz Eifrige, die vier- oder fünfmal in der Woche Leibesübungen zu machen gedenken, ziehen daraus keinen Nutzen, im Gegenteil, sie handeln sich eher Überlastungsschäden und damit reichlich Missbehagen ein. Muskeln erholen sich zwar relativ schnell von Kräftigungsübungen, Strukturen wie Sehnen,

Bänder und Knorpel hingegen benötigen deutlich mehr Zeit, um sich an Kraftbelastungen anzupassen. Auch wenn Sie sich gut fühlen und Ihre Muskeln wieder zum Arbeiten in der Lage wären, ist die Wiederaufnahme sportlicher Aktivität unter Umständen noch zu früh für die anderen Strukturen. Betrachten Sie daher bitte auch als Fortgeschrittener ein dreimaliges Üben pro Woche als Obergrenze.

WIE VIEL UND WIE LANGE SOLL GEÜBT WERDEN?
Grundsätzlich ist es empfehlenswert, zwischen vier und sechs Kräftigungsübungen sowie ein bis drei Dehnübungen pro Übungseinheit durchzuführen. Dieses Pensum beansprucht – je nach persönlicher Übungserfahrung und Kondition – etwa 15 bis 45 Minuten Zeit.

WANN IST DIE BESTE ÜBUNGSZEIT?
Jetzt gleich! Das ist kein Scherz. Es hat sich nämlich gezeigt, dass hehre Vorhaben am besten umgesetzt werden, wenn man nicht lange mit der Durchführung wartet. Aus dem Tun heraus entwickelt sich die Motivation, fortzufahren. Das kennen Sie bestimmt von sich selbst: Sie haben sich zunächst lange gewunden, eine bestimmte Aufgabe auszuführen, aber kaum haben Sie sie in Angriff genommen, schon haben Sie Interesse und sogar Gefallen daran gefunden.

Häufig entsteht mit der Ausübung einer ganzheitlichen Tätigkeit, wie sie Leibesübungen darstellen, ein Gefühl der inneren Befriedigung, das mithin als Vergnügen bezeichnet werden kann. Abgesehen davon sind Leibesübungen obendrein eine Notwendigkeit, und zwar deshalb, weil der menschliche Organismus ein Bewegungsorganismus ist.

Natürlich gibt es während des lieben langen Tages Zeiten, zu denen Leibesübungen eher angezeigt sind als zu anderen. Gegen drei Uhr in der Früh und zwischen zwei und vier Uhr mittags befinden Sie sich wahrscheinlich in einem Tief, das für körperliche Ertüchtigung nicht optimal geeignet ist. Ansonsten brauchen Sie sich keine zeitlichen Einschränkungen aufzuerlegen; an alle anderen Übungszeitpunkte können Sie sich gut gewöhnen, egal ob sechs Uhr in der Früh oder zehn Uhr am Abend. Welche Zeit Sie persönlich für das Üben auswählen, wird vermutlich auch davon abhängen, ob Sie eher ein Tag- oder ein Nachtmensch sind.

Wann wirken die Übungszyklen?

Bereits nach wenigen Übungseinheiten! Unmerklich verbessert sich während der ersten Wochen des Praktizierens Ihre Koordination. Nicht selten wird schon relativ kurz nach der Aufnahme eines Übungszyklus von großem Erfolg, etwa dem Gefühl, körperlich stärker und straffer zu sein, berichtet. Nach einigen Wochen nehmen Sie dann erste leichte Veränderungen an Ihrer Figur wahr; die Muskulatur zeichnet sich deutlicher ab, bestimmte Muskelgruppen sind genau erkennbar.

Ab diesem Zeitpunkt kommt es vor allem auf die Konstitution des Einzelnen an und darauf, ob die Schwierigkeit der Übungen seinem fortschreitenden Übungszustand angemessen ist. Nun wird es zunehmend wichtiger, die Übungen so zu gestalten, dass sie weiterhin eine adäquate Beanspruchung darstellen. Um das zu erreichen, gibt es mehrere Möglichkeiten, von denen Sie nach und nach Gebrauch machen sollten:

a) Häufiger üben: Praktizieren Sie statt zweimal besser dreimal in der Woche Ihren Übungszyklus.

b) Länger üben: Führen Sie insgesamt mehr Leibesübungen mit jeweils mehr Wiederholungen durch; auf die erste Serie folgt eine zweite – und eventuell noch eine dritte.

c) Die Pausen verkürzen: Halten Sie nach jedem Durchgang weniger inne.

d) Schwierigere Varianten nutzen: Einige der Übungen bieten diese Möglichkeit.

Einheiten zur Kräftigung

Ab dem 30. Lebensjahr verliert jeder untätige Mensch – sei es Dame oder Herr – allmählich an Muskelkraft. Diesem Prozess wirken die folgenden Übungszyklen entgegen. Um keinen Kraftrückgang zu erleben, der Ihre Beweglichkeit im Alltag einschränken würde, sollten Sie regelmäßig üben. Das wird Ihnen sehr zustatten kommen und einen immensen Kraftgewinn bringen. Allerdings reüssieren Sie nur, wenn Sie die Übungsschwierigkeit stetig Ihrem Kraftzuwachs anpassen.

Kurzer Übungszyklus für den ganzen Körper

1. Kniebeuge (Seite 30)

2. Seitlicher Unterarmstütz mit gebeugten Knien (Seite 78)

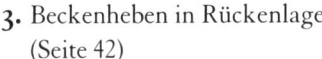

3. Beckenheben in Rückenlage (Seite 42)

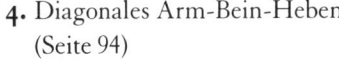

4. Diagonales Arm-Bein-Heben (Seite 94)

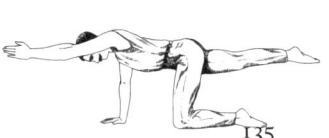

Starke Schultern – Entspannter Nacken

1. Katzenbuckel
(Seite 92)

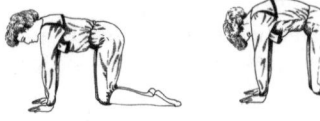

2. Gesundheitsliegestütz
(Seite 112)

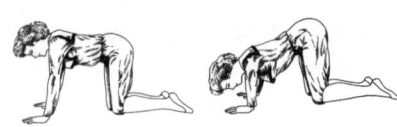

3. Armseitzüge (Seite 122)

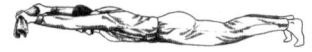

4. Statischer Liegestütz (nur für
Fortgeschrittene und Könner) (Seite 116)

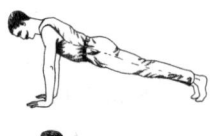

5. Oberarmkräftigung
(Seite 108)

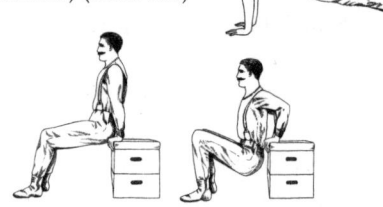

6. Diagonales Arm-Bein-Heben
(Seite 94)

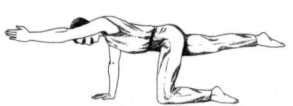

7. Rutschhalte (Seite 124)

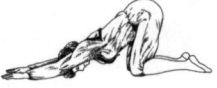

8. Armstrecken in Vorneige
(Seite 126)

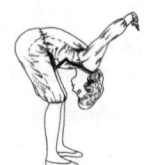

Straffe Arme – schönes Dekolleté

1. Gesundheitsliegestütz
(Seite 112)

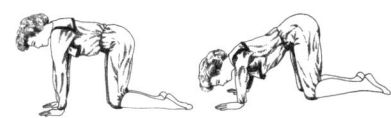

2. Armseitzüge
(Seite 122)

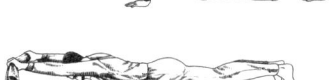

3. Oberarmkräftigung
(Seite 108)

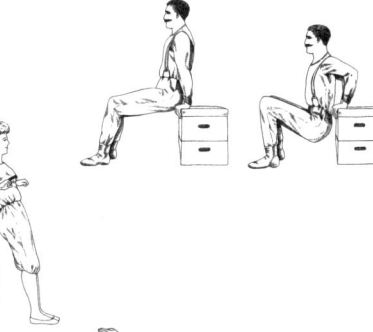

4. Wanddrücker
(Seite 120)

5. Alternierendes Armstrecken
(Seite 96)

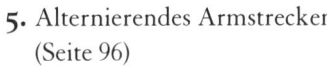

6. Liegestütz rücklings
(Seite 98)

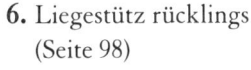

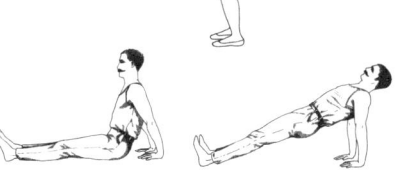

7. Armstrecken in Vorneige
(Seite 126)

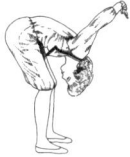

Bauch- und Rückenkräftigung

1. Diagonales Arm-Bein-Heben
(Seite 94)

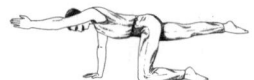

2. Bauchpresse
(Seite 82)

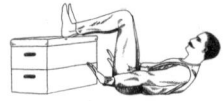

3. Rumpfstrecken in Bauchlage
(Seite 86)

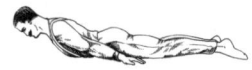

4. Seitlicher Unterarmstütz
mit gebeugten Knien (Seite 78)

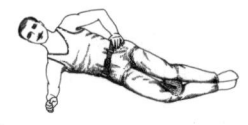

5. Alternierendes Beinstrecken
(Seite 70)

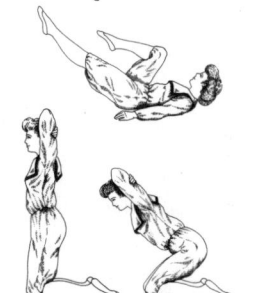

6. Rumpfstrecken im Kniestand
(Seite 88)

7. Rumpfverwringung
(Seite 102)

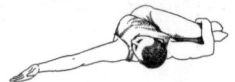

8. Tiefe Hocke
(Seite 56)

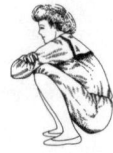

GESÄSS UND BEINE WOHL GEFORMT

1. Beckenheben in Rückenlage
(Seite 42)

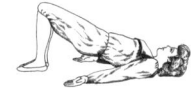

2. Rumpfheben (Tisch)
(Seite 100)

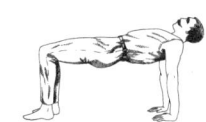

3. Kniebeuge oder einbeinige
Kniebeuge (Seite 30 oder 32)

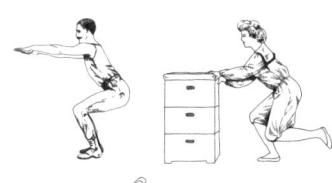

4. Beinabspreizen in Seitlage
(Seite 46)

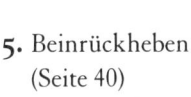

5. Beinrückheben
(Seite 40)

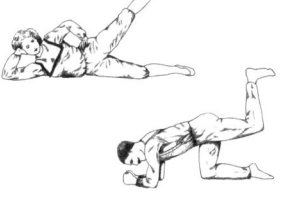

6. Oberschenkeldehnung
(Seite 50)

7. Gesäßdehnung
(Seite 54)

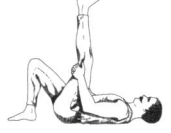

8. Dehnung der Beinvorderseite
(Seite 52)

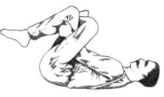

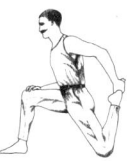

Schmerzfreier Rücken

1. Katzenbuckel
(Seite 92)

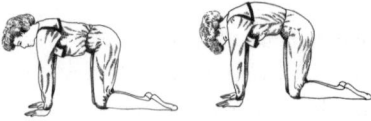

2. Rumpfrotationen
(Seite 72)

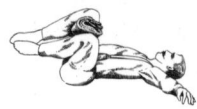

3. Dreh-Dehn-Lagerung
(Seite 104)

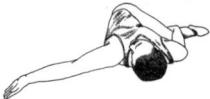

4. Seitlicher Unterarmstütz
mit gebeugten Knien (Seite 78)

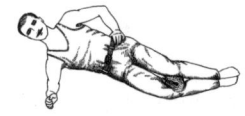

5. Rumpfstrecken in Bauchlage
(Seite 86)

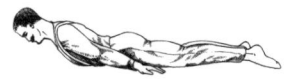

6. Rumpfstrecken im Kniestand
(Seite 88)

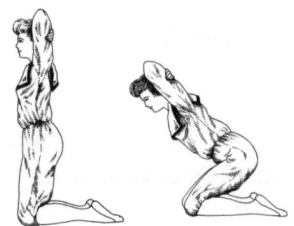

7. Tiefe Hocke
(Seite 56)

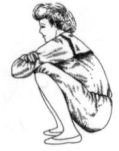

Einheit zur Entspannung

Es ist wichtig, dass Sie nach jeder Übungseinheit für Ihr leibliches und seelisches Wohlbefinden sorgen. Suchen Sie sich dafür eine oder zwei entspannende Übungen aus. An einem Tag, an dem Sie sich nicht so stark fühlen, können Sie aber auch nur diesen kurzen Übungszyklus absolvieren. Er bringt Ihnen Ruhe und neue Lebenskraft.

Locker und gelassen

1. Tiefe Hocke
(Seite 56)

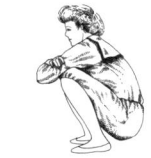

2. Rumpfverwringung
(Seite 102)

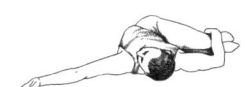

3. Rutschhalte
(Seite 124)

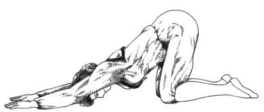

4. Rückenentspannung
(Seite 106)

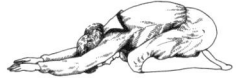

Register

Vita des Autors

Noch im Geburtsjahr des Autors (1978) belegte man mancherorts das Studienfach Leibeserziehung – er selbst hingegen musste mit der unmittelbaren Nachfolgerin vorliebnehmen und studierte Sportpädagogik in Leipzig und Freiburg. In der Theorie haben es Christopher Bloss besonders Turnen und Gymnastik angetan. In der Praxis ist er Fußballer aus Leidenschaft – sowie Sporttherapeut in einer Rehabilitationsklinik.

Dank

Herzlich bedanken möchte ich mich bei Frau Harlfinger für die Realisierung dessen, was vorher bloß Idee war: Fordernd, aber nicht drängelnd, abgrenzend, nicht begrenzend, entwerfend, nicht verwerfend.
Frau Kaltenthaler möchte ich herzlichen Dank sagen für die Kunst, aus einem eckigen Stein ein rundes Bild geformt zu haben.

Dieses Buch geschrieben zu haben, obwohl und weil es dich gibt, dafür danke ich meinem noch kleinen Sohn Paul.